ESSAI

SUR LES

LOCALISATIONS TUBERCULEUSES

DANS LES

SYNOVIALES TENDINEUSES

PAR

AUGUSTE RAYNIER

Docteur en Médecine

Ex-Interne des hôpitaux civils d'Algérie

Feci quod potui, faciant meliora potentes.

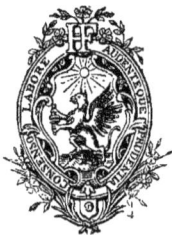

MONTPELLIER

IMPRIMERIE CENTRALE DU MIDI

HAMELIN FRÈRES

—

1882

ESSAI

SUR LES

LOCALISATIONS TUBERCULEUSES

DANS LES

SYNOVIALES TENDINEUSES

PAR

AUGUSTE RAYNIER

Docteur en Médecine

Ex-Interne des hôpitaux civils d'Algérie

Feci quod potui, faciant meliora potentes.

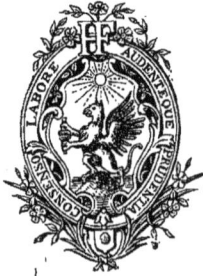

MONTPELLIER
IMPRIMERIE CENTRALE DU MIDI
HAMELIN FRÈRES

1882

Le choix de notre sujet n'est pas le fait d'une inspiration entièrement personnelle.

C'est au bon vouloir de MM. Vigouroux et Tédenat, qui nous offrirent gracieusement de les accompagner chez Mme Bar..., que nous devons d'avoir choisi — comme sujet de notre thèse inaugurale — la tuberculose localisée des synoviales tendineuses.

Ce sujet devait avoir pour nous le charme de la nouveauté. Ce n'est pas sans une certaine hésitation que nous l'entreprîmes.

L'observation Lancereaux fut d'abord le seul et unique cas, dans la science, qui pût donner quelque fondement et quelque autorité à notre thèse. Ce n'était pas assez, et nous aurions peut-être abandonné l'étude commencée si, le 13 mai dernier, le *Progrès médical* n'eût porté à notre connaissance l'observation Trélat. A ces deux observations nous avions à joindre la nôtre. Ces faits nous parurent alors intéressants à rapprocher et à étudier d'une façon consciencieuse.

Mais si, — dans les jours de découragement, — une main a su relever notre courage abattu, nous n'avons garde de l'oublier. Qu'il nous soit donc permis d'adresser ici, à M. le professeur agrégé Tédenat, nos sincères remerciements pour les conseils bienveillants et empressés qu'il n'a cessé de nous prodiguer dans le cours de notre travail.

ESSAI

SUR LES

LOCALISATIONS TUBERCULEUSES

DANS LES

SYNOVIALES TENDINEUSES

HISTORIQUE

Le sujet que nous avons essayé de traiter daus notre thèse inaugu-- rale ne saurait présenter, à proprement parler, un grand intérêt his_ torique ; car, au sens absolument restreint du titre que l'exactitude nous a imposé, nous pouvons, sans rien enlever au caractère modeste qui nous convient, déclarer que les tuberculoses localisées des syno- viales tendineuses n'ont pas encore d'histoire. Notre travail a dû se borner à recueillir les observations produites à ce jour, éparses au hasard de différentes dates, à la seule fin de retirer de leur étude synthétique les conséquences qui nous paraissent autoriser à établir, en quelque sorte, l'identité de la lésion et à en dégager les enseignements pratiques qui nous sembleront le mieux justifiés, dans le domaine de la thérapeutique.

Cependant, avant d'entrer dans le cœur de notre question, nous avons cru devoir consulter, dans les œuvres antérieures de nos prédé- cesseurs, les études qui, sans toucher réellement à la partie toute spé-

2

ciale qui doit nous occuper, offrent de près ou de loin un intérêt qui puisse les en rapprocher. Nous aurons ainsi à mentionner tout simplement les travaux qui ont paru au siècle dernier, et qui, les premiers, ont révélé et traité la structure anatomique des synoviales engaînantes, en touchant plus ou moins à leur pathologie. Au point de vue de leur description anatomique, les premières études· qui ont été faites remontent aux travaux de Platner, de Camper et enfin de Monro, publiés de 1740 à 1800.

Nous voyons d'abord que les synovites tendineuses chroniques, se présentant sous forme de tumeurs d'aspect cérébriforme, avaient primordialement été considérées comme des manifestations de constitution cancéreuse. Car, dit Follin (1), « les auteurs qui, depuis A. Monro, se sont occupés des inflammations aiguës et des hydropisies des gaînes synoviales, mentionnent à peine les fongosités dont ces membranes peuvent être le siége. Si quelques-uns ont observé ces fongus, ils les confondent avec les dégénérescences cancéreuses. »

J. Rosenmüller (2), le premier, au commencement de ce siècle, a ajouté aux membranes synoviales de Fourcroy (3) et d'Alexandre Monro (4) une longue énumération des ouvrages où il est question de l'anatomie et de la pathologie des bourses muqueuses, et secondairement des bourses vaginales. M. Bidard (5), dans son Introduction, déclare que la lecture de l'article de J. Rosenmüller prouve amplement qu'il n'y a pas d'historique à faire pour les fongosités des gaînes synoviales. Tout se borne en effet, dans les mémoires imprimés dans le courant du siècle dernier, à donner seulement la description des kystes synoviaux à contenu liquide. Quant aux auteurs qui se sont étendus plus longuement sur la question, ils se sont contentés de donner une vue plus complète de sa pathologie, sans cependant aller au delà de la

(1) E. Follin, *Patholog. externe*, t. II, p. 136.
(2) Leipsig, 1810.
(3) *Mémoire pour servir à l'histoire anatomique des tendons* (*Mém. de l'Acad. des sciences*, 1785).
(4) *Icones et descriptiones bursarum mucosarum, etc.* Leipsig, 1799.
(5) Thèse de Paris; 1858.

phlegmasie simple des membranes synoviales tendineuses, avec ou sans épanchement de nature inflammatoire. Ainsi Camper (1) et Koch (de Kerwig) ne parlent que de l'hydropsie des gaînes synoviales, sans que rien puisse indiquer chez eux le moindre soupçon de la synovite à néoplasie particulière. Seul, dans plusieurs de ses publications, parues à des dates plus ou moins éloignées les unes des autres, Zacharias Platner (2) semble, à ce que dit J. Rosenmüller, s'être douté de l'existence de ces synovites chroniques.

Quoi qu'il en soit, que l'affirmation de Platner ait été formulée avec une trop grande réserve ou que l'attention de Camper, de Koch et d'Alexandre Mouro n'ait pas été attirée de ce côté, ceux-ci, dans leurs ouvrages, n'ont pas fait la moindre mention de cette espèce de synovite. Cette lacune, constatée chez des hommes autorisés, a eu pour effet, durant une assez longue période, sinon de détourner les regards, du moins de ne pas les attirer du côté de la description anatomique de ces séreuses et de leurs différentes lésions.

Ce n'est qu'en 1835 que nous trouvons dans la *Gazette médicale* (3) un article de Poulain : *Mémoire sur la crépitation des gaînes tendineuses*. On ne trouve dans ce mémoire que l'exposition de la ténosite crépitante, de l'aï douloureux, autrement dit de l'inflammation aiguë des gaînes tendineuses. Desault, qui avait observé de ces synovites dans les gaînes des tendons des muscles du long et du court extenseur et du long abducteur du pouce, a insisté pour qu'on ne confondît pas la crépitation de synovite sèche avec la crépitation que fournit une fracture. « Boyer avait aussi fait connaître cette affection, dit Follin ; mais c'est aux leçons de Velpeau qu'on doit une étude plus complète de cette phlegmasie sèche des synoviales tendineuses, et c'est d'après ses leçons qu'ont été écrits plusieurs mémoires, et en particulier celui de Poulain. »

Deux ans plus tard, A. Leguey présente une bonne thèse : *Recherches anatomico-chirurgicales et physiologiques sur les bourses syno-*

(1) *Mémoires de la Soc. roy. de médecine*, 1785.
(2) 1745, 1758, 1761.
(3) Pag. 385.

viales des tendons fléchisseurs des doigts, qui jette un grand jour sur la question. En 1843, Velpeau fait paraître ses *Recherches anatomiques, physiologiques et pathologiques, sur les cavités closes naturelles,* livre dans lequel on trouve le dernier mot de l'époque sur la structure, les fonctions et les lésions phlegmasiques des gaînes vaginales des tendons. En 1851, au concours d'agrégation, Michon fait imprimer une thèse remarquable : *des Tumeurs synoviales de la partie inférieure de l'avant-bras, de la face palmaire, du poignet et de la main.* Cette étude se recommande surtout par sa partie anatomique.

L'œuvre culminante de cette période est contenue dans la thèse inaugurale de Bidard, présentée et soutenue avec le plus grand éclat en 1858. Cet ouvrage, qui porte en titre *de la Synovite tendineuse chronique,* est resté et restera longtemps encore le modèle des descriptions de ce genre d'affections. Bien que son auteur, dans tout le parcours de son exposition, ne semble pas se douter de la présence d'éléments tuberculeux dans les fongosités qu'il décrit, on reconnaît d'une façon évidente que, parmi les nombreuses observations qu'il donne, la plus grande partie présente la même description de symptômes et de lésions, de marche en un mot. Tout ce qu'il a dit sur la synovite fongueuse, au point de vue clinique, est resté l'expression de la vérité et peut s'appliquer d'une façon absolue à la synovite tuberculeuse. Seule, la question anatomo-pathologique semble avoir été réservée par Bidard, et encore, — à propos de sa première observation, — relate-t-il l'examen microscopique de la tumeur fait par Robin, qui dit que ces fongosités paraissent constituées par du tissu fibro-plastique.

Ensuite, pendant une assez longue période, ni les revues, ni les brochures, ni les publications périodiques, ne révèlent rien qui intéresse cette étude. En France et à l'étranger, il paraît bien quelques opuscules qui traitent des gaînes tendineuses, mais l'intérêt qu'ils eussent peut-être présenté est bien effacé par leur devancier, la thèse de Bidard.

Toujours est-il que, jusque vers 1870, — qu'il s'agisse de synovites articulaires ou de synovites tendineuses, — le mot *tuberculose* n'a encore été ni écrit, ni prononcé.

D'ailleurs, dès que les soupçons des observateurs auront été éveillés et se seront portés sur la diathèse tuberculeuse, ce ne sont pas les tuberculoses des synoviales tendineuses, mais les tuberculoses des synoviales articulaires, qu'ils vont prendre soin de décrire.

Avant cette période, — il faut le déclarer, — Bonnet est un des premiers qui aient exposé une maladie tuberculeuse dans les articulations. Depuis, ce genre de recherches avait été abandonné ; l'existence de tubercules dans les synoviales n'a été bien démontrée que depuis les mémoires de Cornil (1) et de Köster (2).

En 1875, M. Roux (3), élève de M. Ollier, de Lyon, a repris dans un travail, qu'il présente à la Faculté de Paris, la question au point de vue clinique et anatomique. L'inoculation se bornant à un cas expérimental, ses expériences ne sauraient entraîner une grande valeur. Il admet dans l'arthrite tuberculeuse deux formes anatomiques distinctes : une forme fongueuse et une forme simple.

En 1878, M. Priou présente un *Essai sur la tuberculose des synoviales articulaires*. Nous extrayons de son Historique les lignes suivantes : « Les travaux publiés depuis 1870 sont peu nombreux, et encore probablement insuffisants pour dire le dernier mot de la question ; mais, au point de vue de l'anatomie pathologique, ils nous ont paru réunir tous les éléments d'un nouveau travail d'ensemble, en y joignant toutefois des faits isolés, qui ne laissent rien à désirer par la clarté et les détails. »

Le dernier travail sur les tuberculoses articulaires nous est fourni par M. Ricard (4). Dans cette publication, l'auteur a peut-être généralisé outre mesure cette nature de l'affection et étendu la dégénérescence tuberculeuse à des cas qui en étaient indépendants. Pour appuyer son dire, M. Ricard rapporte en ces termes l'opinion de M. Villemin :

« Plus qu'aucun auteur avant lui, M. Villemin précise les différentes

(1) *Examen histologique des granulations articulaires.* — *Archives de physiologie,* 1870.

(2) *Virchow's Arch.,* vol. 48.

(3) *De l'Arthrite tuberculeuse; démonstration de cette affection par inoculation de produits synoviaux* (Th. Paris, 1875).

(4) *Tuberculose des synoviales articulaires* (Th. Paris, 1881).

classes de tumeurs blanches, et on peut se convaincre, par ses descriptions, qu'il a vu la lésion anatomique. Les inflammations chroniques
des séreuses articulaires, comme celles des séreuses en général, peuvent
être rangées sous deux chefs : les unes sont la conséquence du développement de tubercules, soit dans la séreuse elle-même, soit dans le
tissu spongieux des épiphyses osseuses ; les autres reconnaissent les
causes les plus diverses. » Köster (de Bonn) relate cinq observations
qu'il a eu l'occasion d'étudier : dans ces cinq cas, il a trouvé, outre le
tubercule caséeux, la granulation tuberculeuse, le follicule tuberculeux,
c'est-à-dire le tubercule type (mémoire passé inaperçu).

Pendant que paraissaient toutes ces diverses publications sur la tuberculose localisée des synoviales articulaires ; que M. Reclus offrait au
monde scientifique son célèbre travail sur la tuberculose du testicule,
les synoviales tendineuses n'avaient encore été l'objet d'aucune étude
de ce genre.

Seul et le premier, en 1873, M. Lancereaux avait publié dans le
Bulletin de la Société anatomique (1), sous le titre *Synovite tubercu-*
leuse des tendons des doigts de la main, une observation dans laquelle
la localisation tuberculeuse, dans ces synoviales tendineuses, éclate d'une
façon manifeste. Nous rapportons nous-même à la page 14 cette observation, qui va constituer pendant assez longtemps, à elle seule, toute la
base de la théorie nouvelle.

Il ne faut pas, en effet, moins attendre que jusqu'au milieu du mois
de mai de l'année courante, pour voir se produire une deuxième observation. Celle-ci, émanant du service de M. le professeur Trélat, publiée
par M. Jamin (2), interne à l'hôpital Necker, est beaucoup mieux étu-
diée et beaucoup mieux rapportée que la première, et partant beaucoup
plus probante. Elle vient donner à son aînée un caractère de force
démonstrative que celle-ci n'avait pu revêtir jusqu'alors aux yeux du
monde médical. A elles deux, elles vont désormais, par leur connexe

(1) Page 617. — 1873.
(2) *Progrès médical* du 13 mai 1882.

similitude, imprimer une vérité dont l'admission et l'éclat ne seront plus qu'une question de temps.

A ces deux observations nous avons eu le bonheur d'en pouvoir joindre une troisième. Nous la rapportons à la suite des deux premières, avec l'espérance de contribuer, dans la mesure de nos faibles forces, à la confirmation et la vulgarisation d'une identité pathologique nouvelle.

ANATOMIE PATHOLOGIQUE

Il nous serait très-difficile de donner une description méthodique et complète des lésions de la synovite tendineuse tuberculeuse, si nous nous en tenions aux seuls faits dans lesquels on a constaté l'existence des éléments anatomiques qui caractérisent la tuberculose. Les recherches histologiques sur ce sujet sont encore peu nombreuses et les observations complètes très-rares. Nous croyons pourtant que la pénurie de faits bien acquis à la science est plus apparente que réelle.

Il est probable en effet que, parmi les cas étudiés par Deville, Michon, Bidard, et considérés par eux comme appartenant à la synovite fongueuse, la plupart se rapportent en réalité à la tuberculose. Nous basons notre manière de voir sur les considérations suivantes :

1° Les lésions macroscopiques qu'ils décrivent sont en tous points semblables à celles des cas dans lesquels l'examen histologique a permis de constater les éléments du tubercule ;

2° Dans les fongosités des synoviales articulaires, si comparables sous tous les rapports aux fongosités des synoviales tendineuses, on trouve presque toujours des cellules géantes ou des follicules tuberculeux (Kœnig, Hueter, Sonnenburg, etc.). M. Tédenat en a toujours trouvé dans sept cas de tumeurs blanches, dont il a pu faire l'examen histologique ; et le docteur Pollosson, chirurgien de l'Hôtel-Dieu de Lyon, lui a montré un grand nombre de cas analogues, recueillis dans le service du professeur Ollier (1880-1881).

L'analogie permet donc d'admettre que, pour les synoviales tendineuses comme pour les synoviales articulaires, fongosités et tubercules vont habituellement ensemble. Elle nous autorise aussi à utiliser pour notre travail quelques-uns des faits étudiés jusqu'à ce jour sous le nom de synovite fongueuse. Au surplus, nous croyons que les lignes suivantes, empruntées au travail de Bidard (1), lèveront tous les doutes : « Toutes les fois que le microscope a été employé à l'étude anatomique des fongosités tendineuses, le résultat a été constant. C'est toujours du tissu fibreux en voie de formation et arrivé à un développement variable : tantôt les fibres du tissu cellulaire prédominent, comme dans une pièce de M. Rombeau (*Société anatomique*, 1853, p. 151) ; tantôt, et c'est le cas le plus ordinaire, on trouve surtout des noyaux fibro-plastiques, des corps fusiformes et une quantité variable de matière amorphe, parsemée de fines granulations moléculaires, et en apparence plus abondante dans les parties les plus molles de la substance morbide. Des gouttes de graisse et des vésicules graisseuses sont aussi fréquemment rencontrées, spécialement dans les points qui offrent l'aspect phymatoïde. Remarquons que cette composition microscopique ne diffère en rien de celle des grains de riz des kystes synoviaux, ni de la structure des fongosités des synoviales articulaires dans les tumeurs blanches »

§ I

SYNOVITE TUBERCULEUSE AIGUE

Nous ne connaissons qu'un cas de *tuberculose aiguë des gaînes synoviales tendineuses.*

Il nous a été communiqué par M. Tédenat.

(1) *Loc. cit.*, p. 39.

Observation (Résumé)

X...., âgé de vingt-sept ans, boulanger; mère morte de phthisie pulmonaire. Fortement constitué, X.... a joui d'une excellente santé jusqu'au mois de janvier 1871. A cette époque, servant dans l'artillerie, il reçut, par suite du recul d'un affût de canon, une violente contusion sur le côté droit de la poitrine. Immédiatement après, douleur vive dans la région sous-claviculaire droite et hémoptysie abondante, qui, diminuant peu à peu, continua pendant cinq ou six jours. Trois mois après, X.... était réformé pour phthisie pulmonaire. Un an après, la toux avait cessé, les forces étaient revenues, la santé générale était excellente.

Tout alla bien jusqu'au mois de juillet 1877. Alors le malade éprouva des douleurs vives dans les deux genoux et à la partie inférieure de la face externe des deux jambes, au voisinage de la malléole péronière. Les douleurs, exaspérées par la pression et les mouvements, duraient depuis une quinzaine de jours, quant tout-à-coup se déclara une fièvre intense avec violente céphalée.

Le malade entra à l'Hôtel-Dieu de Lyon (salle Saint-Charles), le 15 juillet 1877. M. Tripier porta le diagnostic de tuberculose aiguë avec lésion prédominante du côté des méninges. Le malade succomba le 23 juillet.

A l'autopsie, on trouva : au sommet du poumon droit, des cicatrices anciennes. Pas de tubercules dans les viscères (poumons, foie, reins,), mais toutes les séreuses (méninges, plèvres, péritoine, tunique vaginale....) présentent un semis abondant de granulations tuberculeuses.

Nous rapporterons avec plus de détails l'examen des gaînes des péroniers latéraux.

Depuis une vingtaine de jours, le malade y éprouvait d'assez vives douleurs, qui s'exaspéraient par la marche, les mouvements, la pression. A son entrée à l'hôpital, on avait constaté au niveau de ces gaînes un certaïn degré de tuméfaction, sans rougeur de la peau, sans fluctuation.

Les gaînes furent ouvertes. Leur face interne, de couleur rosée, parsemée de points ecchymotiques, est couverte d'une mince couche de synovie jaune, très-visqueuse. Elle présente un grand nombre de granulations tuberculeuses, semblables à celles des plèvres, mais un peu aplaties. Quelques-unes, plus volumineuses, sont jaunes. Çà et là, on rencontre quelques grains rosés du volume d'une tête d'épingle ; d'autres, au nombre de cinq ou six, ont le volume d'un grain de maïs et présentent à leur surface une ou deux granulations jaunes.

L'examen microscopique des granulations tuberculeuses n'a pas été fait.

Les bourgeons, écrasés entre deux lames de verre et soumis à l'action du picro-carminate d'ammonium, montrent de nombreux éléments embryonnaires avec cellules géantes, autour desquelles se groupent des éléments embryonnaires très-serrés.

Dans cette observation, nous voyons des granulations tuberculeuses développées à la face interne de la synoviale tendineuse et des fongosités, au début de leur évolution, contenant déjà des éléments tuberculeux.

Il est probable que, si le malade n'avait pas succombé si rapidement, les fongosités auraient acquis un développement considérable, et que, au bout d'un temps plus ou moins long, — les lésions se seraient présentées avec les caractères qu'on leur a trouvés dans les faits que nous allons exposer dans le pages suivantes.

§ II

SYNOVITE TUBERCULEUSE CHRONIQUE

Observation de M. Lancereaux (1)

Synovite tuberculeuse des tendons des doigts de la main. (Résumé.)

La pièce a été recueillie sur une jeune fille de 24 ans, présentant

(1) *Bulletin de la Société anatomique*, 1873, p. 617.

tous les symptômes de la phthisie pulmonaire. Pendant la vie, on avait constaté l'éxistence de tumeurs demi-molles, rénitentes, allongées dans le sens des tendons de la main et formant une saillie assez volumineuse dans la région du poignet. On sentait distinctement un empâtement élastique, qui occupait la face antérieure du poignet et s'enfonçait sous le ligament annulaire du carpe pour reparaître à la paume de la main, dans la direction des fléchisseurs, et aboutir en fin de compte à la deuxième phalange. Les tumeurs étaient indolentes, peu mobiles latéralement, et se déplaçaient difficilement dans les mouvements de flexion du poignet. Malgré cela, il était évident que l'affection siégeait dans les tendons ou dans leur synonoviale : on admit l'existence d'une ténosite fongueuse.

Aucun antécédent syphilitique ne fit jamais penser à une gomme.

AUTOPSIE. — Les tendons sont intacts et non dépolis ; ils glissent dans une rainure également unie, non mamelonnée. Mais cette rainure est creusée dans l'épaisseur d'une masse caséeuse qui n'est autre chose que la synoviale transformée et convertie en un tissu fongueux devenu caséeux. Ces dépôts jaunâtres ont une épaisseur de près d'un centimètre en tous sens. Ils forment un manchon continu aux tendons ; sous le microscope, ils sont formés de petites cellules granuleuses, en voie de dégénérescence graisseuse, et rappellent absolument les dépôts caséeux du tubercule infiltré.

Les os adjacents étaient sains : pendant la vie, il ne s'était point fait d'ulcérations en regard des points occupés par la tumeur.

Dans la même séance (1), M. Coyne dit qu'il a eu, l'an dernier, l'occasion de voir, dans le service de M. Labbé, un cas de synovite caséeuse qui se rapprochait de celui-ci. La lésion siégeait au voisinage du coude et simulait complètement une tumeur blanche. Un drain fut passé au milieu des fongosités caséeuses, et le malade guérit.

L'articulation ne fut jamais intéressée : tout le mal était extra-articulaire.

(1) 25 juillet 1873.

Observation de M. Trélat (1)

Synovite tuberculeuse des gaînes tendineuses. Tuberculose des gaînes synoviales
des tendons

La nommée F....., dix-neuf ans, domestique, entre à l'hôpital
Necker, dans le service de clinique chirurgicale de M. le professeur
Trélat, le 14 décembre 1881.

Cette jeune fille a eu une enfance manifestement strumeuse (maux
d'yeux, glandes au cou, etc.). Elle s'est toujours très-facilement enrhu-
mée, dit-elle ; mais elle a eu surtout des coryzas fréquents et prolongés,
ne toussant que très-peu ou même pas. Elle ne présente du reste, ac-
tuellement, aucun signe de tuberculose pulmonaire, et ses antécédents
héréditaires ne semblent pas la prédisposer à cette diathèse.

Ajoutons que la menstruation, qui s'est établie difficilement il y a
seulement deux ans (la malade avait alors dix-sept ans), a toujours été
irrégulière, a même complétement cessé depuis plus de dix mois ; elle est
remplacée depuis lors par une leucorrhée, habituellement très-abon-
dante.

Il y a dix-huit mois environ (juillet 1880), alors qu'elle était domestique en province, cette malade commença à ressentir, sans cause appréciable, des douleurs très-vives dans tout le doigt médius et dans
toute la région métacarpienne correspondante. Elle ne pouvait même,
à ce moment, aucunement se servir de sa main. Quelques semaines
après le début de ses douleurs, elle s'aperçut que le doigt augmentait
de volume au niveau de la face palmaire de la première phalange.

Après avoir duré, avec bien des intermittences, pendant près d'une
année, ces douleurs ont fini par disparaître il y a environ six mois.
Quant au gonflement, loin de diminuer, il augmente lentement et gra-

(1) Cette observation a été prise dans le service de M. Trélat (hôpital Necker)
et publiée dans le *Progrès médical* du 13 mai 1882, par M. Jamin, interne des
hôpitaux de Paris.

duellement. C'est cette tumeur qui, seule, détermine la malade à demander son admission à l'hôpital.

A son entrée, la première phalange du médius droit se présente de la façon suivante : face dorsale absolument normale ; bords très-légèrement tuméfiés et déterminant ainsi un certain écartement des doigts voisins. Face palmaire constituée par une tumeur saillante d'un demi-centimètre environ, indolore, donnant à la pression la sensation d'une fausse fluctuation qui n'est que de la mollesse. Cette tumeur se prolonge en haut sur les tendons fléchisseurs, avec lesquels elle s'engage sous le pont fibreux de l'aponévrose palmaire, et remonte en soulevant un peu cette aponévrose jusqu'à la limite de l'éminence thénar. Mais elle ne semble pas entraver considérablement les mouvements de flexion du doigt, qui ne sont qu'un peu diminués peut-être par les faits : 1° de la raideur articulaire résultant d'une insuffisance d'exercice des phalanges ; 2° de la présence même de la tumeur, qui, venant s'interposer entre le doigt et la main dans le pli digito-palmaire, empêche la flexion complète. Elle se meut d'ailleurs un peu avec les tendons, mais son déplacement est très-limité. Ajoutons que cette tumeur paraît, dans sa partie phalangienne, très-peu adhérente à la peau, qui n'est aucunement modifiée ; à la main, nous avons dit qu'elle s'enfonçait sous l'aponévrose avec les tendons.

Le diagnostic *synovite fongueuse de la gaîne tendineuse* est posé par M. le professeur Trélat, qui propose l'extirpation de la tumeur à la malade, laquelle l'accepte.

OPÉRATION le 22 décembre, après anesthésie complète par le chloroforme et application de la bande d'Esmarch :

1° Incision médiane et verticale s'étendant à toute la face palmaire de la première phalange et à presque toute la longueur du métacarpien correspondant (8 à 9 centimètres : longueur de la tumeur).

2° Ablation d'une tumeur allongée en forme de boudin ; irrégulièrement lobulée, de consistance semi-molle, avec des foyers jaunâtres plus ramollis, d'une coloration gris rosé, rappelant celle de la parotide, tenant modérément à la face profonde de la peau, mais très-adhérente

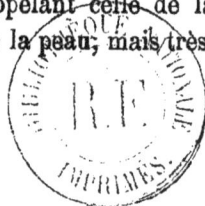

à tout le pourtour du tendon fléchisseur superficiel, dont elle se laisse difficilement isoler ; entourant toute la circonférence du tendon superficiel, elle s'insinue entre celui-ci et le profond, auquel elle adhère à peine.

3° Dissection lente et minutieuse de ces tendons, de l'interosseux et du lombrical correspondants, la tumeur se prolongeant assez loin sous l'aponévrose palmaire. Elle est enlevée en totalité.

4° Sutures au fil d'argent ; petit drain ; pansement de Lister, qu'on renouvelle les 23, 25, 27 et 29 décembre. Quand nous quittâmes le service, fin décembre, la plaie semblait cicatrisée par première intention. Depuis lors, nous avons appris que ses lèvres s'étaient désunies en un point et qu'elle avait abondamment suppuré.

EXAMEN HISTOLOGIQUE. — Cette tumeur, examinée par M. Latteux, chef du laboratoire de la clinique chirurgicale de l'hôpital Neker, présente à étudier : 1° un *tissu fibreux* formant la majeure partie de la tumeur, plus ou moins compacte et modifié suivant les points qu'on examine ; 2° des *foyers tuberculeux*, avec nodules et cellules géantes.

Le tissu fibreux de cette tumeur est constitué par le groupement de fibres conjonctives renfermant de nombreux éléments embryonnaires ; très-dense et très-serré en certains points, il est au contraire, en d'autres points, très-lâche et rempli d'éléments adipeux, au milieu desquels existent de magnifiques capillaires embryonnaires. Ces ilots (amas tuberculeux), constitués par un ensemble d'éléments cellulaires, se colorant en jaune par le picro-carminate, laissent apercevoir dans leur masse quelques noyaux rouges assez rares ; le tout est plongé dans une sorte de gangue granuleuse et amorphe. Le centre est occupé par une cellule géante, à contours bien limités, ovoïde et contenant un grand nombre de noyaux. Bien qu'existant dans la plupart des nodules tuberculeux, cette cellule géante n'est pourtant pas absolument constante.

M. Jamin, dans la relation de l'observation qui précède, publiée dans le *Progrès médical*, la fait suivre des considérations suivantes, que nous croyons utile de reproduire ici :

« Le cas que nous venons de rapporter, dit-il, après avoir fait l'objet d'une intéressante leçon clinique de M. le professeur Trélat, le 22 décembre 1881, a été présenté par nous à la *Société anatomique*, dans sa séance du 17 février dernier, avec les préparations histologiques et quelques dessins explicatifs. Indépendamment de cette donnée purement thérapeutique qu'il établit, à savoir l'extirpation possible et fructueuse de ces sortes de tumeurs, ce fait offre un intérêt anatomique évident.

« A la suite de la tuberculose testiculaire de Reclus, des gommes tuber_culeuses de Brissaud et Josias, des abcès froids tuberculeux de Lannelongue, Laveran..., celle des synoviales tendineuses doit former un groupe à part dans le cadre des tuberculoses localisées, si élargi depuis quelques années surtout. En recherchant les matériaux nécessaires pour établir l'histoire de cette affection, on constate dans les divers recueils et publications une extrême pénurie de renseignements. Nous ne croyons pas qu'il existe dans la science beaucoup de faits semblables, en dehors de celui si complétement observé et si nettement précisé par M. Lancereaux, en 1873. Il est rapporté dans les bulletins de la *Société anatomique* sous ce titre : *Synovite tuberculeuse des tendons des doigts de la main* (*Bulletin Soc. anat.*, 1873.)

« Dans le cas de M. Lancereaux (que l'on a pu lire immédiatement avant), il s'agissait d'une jeune fille de 23 ans qui succomba à la phthisie pulmonaire. Pendant la vie, on avait observé des tumeurs demi-molles, siégeant à la région palmaire et descendant jusqu'à la deuxième phalange ; on avait diagnostiqué : *ténosite fongueuse*. A l'autopsie, on put constater que la synoviale des tendons fléchisseurs était convertie en un tissu fongueux, ou plutôt caséeux, et qu'au microscope, les dépôts jaunâtres qui le constituaient étaient **formés** de petites cellules granuleuses en voie de dégénérescence, et rappelant absolument les dépôts caséeux du tubercule infiltré.

» Malgré la rareté des faits observés d'une manière complète, la tuberculose des gaînes synoniales tendineuses existe donc incontestablement ; ce qui a manqué surtout jusqu'alors, croyons-nous, c'est la preuve histologique. Combien sont fréquentes les affections englobées sous les titres de synovites tendineuses chroniques, de kystes des gaînes synoviales, de fongosités des gaînes tendineuses, etc..., dont ce microscope viendrait affirmer la nature tuberculeuse. Et alors, l'ablation totale, s'imposant ici, de même que dans les autres tuberculoses localisées, comme une nécessité opératoire, modifierait singulièrement la conduite du chirurgien.

» Après les travaux de Michon et de Legouest, la remarquable thèse de Bidard a autrefois nettement tracé l'histoire des fongosités des gaînes synoviales tendineuses, en montrant l'erreur des anciens chirurgiens, qui les confondaient toujours avec des dégénérescences cancéreuses. Il faut faire aujourd'hui, croyons-nous, une part à la tuberculose dans la production de ces affections. »

Observation de MM. Tédenat et Raynier

Mme Bar..., âgée de 31 ans, épicière. Rien à noter dans les antécédents de sa famille. Cette femme est manifestement scrofuleuse. Dans son enfance, elle a eu de fréquentes poussées d'impétigo à la face, autour des oreilles, au cuir chevelu. Elle a eu des abcès ganglionnaires multiples ; jamais d'affections thoraciques, ni syphilis, ni rhumatismes. Habituellement elle est bien réglée. Elle a eu trois grossesses. Ses enfants sont de tempérament lymphatique.

En 1877, au mois de mars, Mme B..., éprouva des douleurs vagues au-dessus et en arrière de la malléole externe droite. En ce point, il existait un peu de tuméfaction, sans rougeur de la peau ; bien que les douleurs fussent augmentées par les mouvements, la malade continua de vaquer aux soins du ménage. La santé générale était satisfaisante.

La tuméfaction augmenta lentement et d'une façon continue, les douleurs restant toujours sourdes. Au mois de novembre 1877, M. le professeur Bouisson diagnostiqua une inflammation chronique des gaînes tendineuses des péroniers latéraux, avec épanchement liquide, conseilla les frictions iodées, un traitement tonique et laissa entrevoir la nécessité d'une opération chirurgicale.

Le mal progressa peu à peu ; la tumeur augmenta de volume, devint plus dūre ; les mouvements du pied étaient gênés ; de temps en temps, le gonflement augmentait rapidement, les douleurs devenaient beaucoup plus vives, s'irradiant vers le pied et la partie supérieure de la face externe de la jambe. Dans ces phases passagères de recrudescence, il suffisait de quelques jours de repos pour que l'acuité du mal s'atténuât et que les accidents disparussent.

Au mois de septembre 1881, la malade accoucha de son troisième enfant. Pendant les trois derniers mois de sa grossesse, la tumeur avait atteint un volume plus considérable et surtout plus rapide que dans l'état ordinaire ; la douleur avait subi les mêmes phénomènes de progression et était devenue très-aiguë. L'aggravation du mal, après l'accouchement, ne fit que s'accentuer.

Le 10 janvier 1882, MM. Vigouroux et Tédenat constatèrent l'état suivant :

L'appétit est bon, la sécrétion lactée moyenne ; mais le teint est pâle, et on rencontre des abcès ganglionnaires à l'aisselle, avec du pus grumeleux. D'ailleurs, pas de toux, pas de sueurs, la nuit ; pas de fièvre.

Une tumeur existe en arrière de la malléole externe droite. Elle est allongée ; elle dépasse, par en haut, l'extrémité de la malléole de six travers de doigts ; en bas, elle arrive jusqu'à l'extrémité postérieure du cuboïde. Toute la partie située au-dessus de la malléole est cylindriforme, large de deux travers de doigts ; au niveau de la malléole, la tumeur est beaucoup plus épaisse et déborde en avant l'extrémité osseuse. Au-dessous de la malléole, elle s'étale, s'aplatit et remplit toute la gouttière sous-malléolaire. Elle paraît même se prolonger vers l'articulation tibio-tarsienne. La tumeur est peu mobile transversalement, probablement à cause de l'épaississement de la peau et du tissu sous-cutané. Quand la malade contracte les péroniers latéraux, la tumeur se fixe et sa mobilité latérale diminue beaucoup. Les veines sont légèrement dilatées.

La consistance de la tumeur est ferme, élastique dans sa moitié inférieure. En haut, il existe une fluctuation fausse. A la partie moyenne, la fluctuation est très-manifeste, surtout au niveau de la partie la plus saillante, qui confine à la *tubérosité* même de la malléole.

En aucun point, la peau n'est ni adhérente, ni rouge, ni amincie. Rien n'annonce une ulcération prochaine.

Les douleurs causées par les mouvements et par la pression sont modérées; les mouvements de flexion et d'extension, imprimés au pied, s'accompagnent d'une douleur plus vive et sont sensiblement moins étendus qu'à l'état normal.

Tout fait présumer l'envahissement de l'articulation tibio-tarsienne.

La malade ne se décide point à accepter une opération quelconque. Elle se contente de continuer seulement les frictions iodées, la compression méthodique par un bandage roulé, et de prendre à l'intérieur l'huile de foie de morue, les pilules de proto-iodure de fer et le vin de quinquina.

Dans les premiers jours de février 1882, les douleurs deviennent beaucoup plus vives ; le pied, la partie inférieure de la jambe, se tuméfient, rougissent. Une ouverture se fait sur la partie fluctuante de la tumeur, au niveau du corps de la malléole. Il sort du pus mal lié, contenant des grumeaux caséeux et des corps d'un jaune clair, rappelant les grains riziformes par leur consistance élastique. La peau, autour de la perforation, est amincie, violacée.

Cet état continue jusqu'au 25 février. Alors, des bourgeons grisâtres, peu vasculaires, se font jour à travers l'orifice agrandi. Le pus est toujours mal lié ; la pression fait sortir des corpuscules ayant, les uns, le volume d'un grain de riz ; les autres, le volume et la forme d'une graine de courge.

L'état général de la malade ne s'est pas autrement altéré.

Le 6 avril, l'état local ne s'était pas modifié d'une façon appréciable. La malade accepta alors l'opération suivante, pratiquée par M. Tédenat, avec l'aide de MM. Vigouroux, A. Bertrand et Raynier :

Après l'anesthésie par le chloroforme et l'application de la bande d'Esmarch, de l'extrémité du pied jusqu'à la partie inférieure de la cuisse,

Incision longitudinale de la tumeur sur toute son étendue ; deux incisions latérales au niveau de la partie la plus large, qui correspond au foyer déjà spontanément ouvert.

L'exsanguification complète permet de se rendre compte de l'état des parties affectées.

Le foyer moyen est arrondi et a quatre centimètres dans les diamètres longitudinal et transversal, trois centimètres de profondeur. Une collerette de bourgeons fongueux de couleur grisâtre entoure l'orifice; le fond est rempli de corps, les uns complétement détachés, d'autres peu adhérents, semblables à des graines de courge, jaunes, consistants, se laissant pourtant écraser entre les doigts quand on les presse avec une certaine force.

Ces corpuscules sont détachés avec une curette de Volkmann. Ils forment une couche ayant une épaisseur d'un centimètre environ ; la poche qui les contient a une paroi épaisse de trois centimètres à peu près, formée de tissu lardacé, lisse à sa face interne, qui offre une couleur gris jaunâtre.

La partie supérieure de la gaîne est épaisse de 2 centimètres ; elle est tapissée de bourgeons charnus, mous, qui limitent une cavité à plusieur loges contenant un liquide jaune très-visqueux.

Toute la partie inférieure est formée de fongosités exubérantes, mollasses, supportées par un tissu lardacé gris et résistant.

Les fongosités sont coupées avec des ciseaux ou enlevées avec la curette.

A la partie inférieure, les fongosités ont perforé le ligament astragalo-calcanéen à sa partie antérieure et envahi le creux astragalo-calcanéen et l'articulation tibio-tarsienne, atteinte seulement à sa partie antéro-externe.

Les surfaces articulaires, les cartilages, paraissent être sains.

Les tendons péroniers sont gris, dissociés et ramollis dans leurs couches superficielles en divers points de leur trajet. En ces points, leur volume est augmenté. Dans les points intermédiaires, ils ont conservé leur volume et leur aspect normaux.

L'opération du râclage fut lente, pénible. La paroi, épaissie, lardacée, fut elle-même entamée avec la curette, excisée avec les ciseaux et le bistouri. Le chirurgien s'attacha, en un mot, à enlever le plus qu'il put des tissus dégénérés.

Pendant tout le temps que dura l'opération, des lavages phéniqués avec la solution à 4 p. 100 furent faits sur la plaie.

Après l'enlèvement de la bande d'Esmarch, il se produisit un suintement sanguin peu considérable, auquel vinrent mettre arrêt des lotions avec de l'eau alcoolisée.

La plaie fut saupoudrée avec 2 gram. d'iodoforme. Du silk protective fut placé sur la couche d'iodoforme, et l'on termina par le pansement de Lister.

10 avril. — Depuis l'opération, la malade n'a éprouvé aucune douleur. Elle ne présente pas de fièvre et son appétit s'est conservé excellent. Le pansement est changé pour la première fois. La quantité de pus qui s'est produite est insignifiante. La plaie présente une couleur rosée du meilleur aspect.

On opère un lavage phéniqué et un saupoudrage avec 1 gram. d'iodoforme. — Même pansement.

15 avril. — La malade ne souffre pas et n'a pas de fièvre. L'appétit est bon. On ne trouve presque pas de pus. Des bourgeons charnus couvrent toute la plaie et cachent déjà les surfaces articulaires. Les lèvres de la plaie ne sont presque pas tuméfiées. On fait le même pansement.

20 avril. — La malade ne présente ni fièvre, ni douleur. Il n'y a que très-peu de pus. La plaie est déjà rétrécie et les bourgeons cutanés se sont déjà réunis, d'un côté à l'autre, dans toute la partie sous-malléolaire. La brèche articulaire est comblée. — On répète le même pansement.

25 avril. — L'amélioration continue. — Même pansement.

2 mai. — La partie supérieure est cicatrisée. Il reste encore la cavité de la région moyenne qui se modifie lentement. — Même pansement.

8 mai. — Tuméfaction de la partie supérieure, où existe de la fluctuation sans douleur à là pression. Une compression un peu forte fait s'écouler à la partie supérieure un liquide séreux citrin, et la tuméfaction diminue. Un drain en caoutchouc est placé dans toute la partie

supérieure de la gaîne. Il sert à faire des injections avec la solution suivante :

Glycérine. . . . . 100 gram.
Iodoforme. . . . . 5 —

12 mai. — Par le drain s'écoule un peu de pus. On fait des lavages phéniqués et l'on pratique des injections avec la solution à l'iodoforme. La partie moyenne de la plaie est couverte de bourgeons charnus, mais se rétrécit avec une extrême lenteur. La partie sous–malléolaire est cicatrisée, dure, tuméfiée, indolore néanmoins à la pression. L'articulation tibio-tarsienne a conservé ses mouvements à peu près complets. — Même pansement.

20 mai. — L'état général est bon. La malade n'a pas de fièvre et n'éprouve pas de douleurs. Le pus que l'on rencontre est de bonne nature et en faible quantité. Il ne s'écoule plus de sérosité par le drain, mais bien du pus louable. Il reste au niveau du corps de la malléole une surface arrondie de quatre centimètres de diamètre, à bourgeons rosés, de bon aspect et à fleur de peau. — Même pansement.

26 mai. — Le drain est enlevé. La plaie, qui reste encore, se modifie lentement. Le drain est remis. L'état général est toujours bon. — Même pansement.

1er juin. — La malade a été effrayée par un incendie qui a éclaté dans une maison voisine. Quelques heures après, elle a eu une hémorrhagie utérine légère. Aujourd'hui, à midi, elle présente une métrorrhagie abondante, presque menaçante. Les injections sous–cutanées d'ergotine d'Yvon, des cruchons d'eau chaude sur les flancs ont suspendu la perte sanguine ; mais la malade, très-anémiée, a eu deux syncopes, auquel l'effroi a s'en doute contribué pour une grande part.

2 juin. — L'état général s'est amélioré. On augmente la dose de vin de quinquina.

4 juin. — Il ne sort plus de pus du trajet du drain, qui paraît oblitéré. La plaie qui correspond au corps de la malléole se modifie très-lentement ; elle est bien couverte de bourgeons charnus de bon aspect, mais la cicatrisation est lente à se faire. — Même pansement.

10 juin. — Voici l'état des parties :

Au niveau du corps de la malléole, plaie arrondie de deux centimètres de large ; les bourgeons rosés, fermes, sont au niveau de la peau qui n'est ni décollée, ni amincie. Cette plaie se cicatrise, mais avec une paresse décourageante.

Au dessous de la plaie, la cicatrice est parfaite. Mais il y a un épaississement dur, indolore, des tissus ; il en est de même au-dessus. L'articulation tibio-tarsienne a toute sa mobilité.

On fait le pansement.

La malade part pour la campagne.

Examen histologique. — *Fongosités.*— Elles sont durcies par la gomme et l'alcool. Les coupes sont colorées au picro-carminate d'ammoniaque et montées dans la glycérine.

La gangue est finement granuleuse et présente de nombreux éléments embryonnaires, disposés sans ordre. En divers points existent des cellules géantes de couleur ocreuse, isolées ; les unes arrondies, d'autres allongées, irrégulières ou en sablier. On rencontre aussi quelques follicules tuberculeux complets, avec cellule géante centrale ou voisine du centre, de couleur jaune foncé, entourée de cellules de formes variées, à gros noyau, granuleuses et colorées en jaune. La périphérie du nodule se compose d'éléments arrondis, fortement colorés en rouge.

Les vaisseaux sont rares, à paroi très-épaisse, uniquement formée d'éléments embryonnaires. Ils sont tassés d'une façon très-régulière.

Tissu lardacé supportant les fongosités.— On le soumet à l'examen, après lui avoir fait subir la même préparation qu'aux fongosités. Le stroma est fibreux, en certains points très-dense, vraiment sclérosé, avec de rares éléments fibro-plastiques ; en d'autres points, il est lâche et, en ces endroits, rempli d'éléments embryonnaires, avec quelques éléments adipeux. Les capillaires à paroi embryonnaire sont peu nombreux. Sur la coupe, on voit des cellules géantes isolées, surtout dans les portions où les fibres conjonctives sont fortement serrées ; dans les parties où la texture fibreuse est lâche, les éléments embryonnaires sont beaucoup plus abondants, et se groupent çà et là en follicules tuberculeux typiques, ayant pour la plupart une cellule géante ; quelques-uns en ont deux.

Autour de quelques-uns des nodules tuberculeux existe une zône de corpuscules fibro-plastiques, disposés le long des fibres conjonctives, qui forment des loges plus ou moins complètes aux follicules tuberculeux.

En divers points, sur les coupes, existent de petits foyers de ramollissement caséeux, dont le volume varie de celui d'une tête d'épingle à celui d'un grain de maïs.

L'examen histologique des corps libres n'a pas été fait.

§ III

Dans les observations relatées ci-dessus, la présence des tubercules est incontestable pour MM. Lancereaux, Trélat, Latteux et Tédenat. Nous partageons entièrement cette manière de voir.

Nous allons donner brièvement les raisons qui nous y déterminent.

Dans le cas de synovite tuberculeuse aiguë, que nous devons à M. Tédenat, l'existence des tubercules n'est pas contestable. Ils se présentaient sous la forme de granulations en tout comparables à celles qui siégaient sur toutes les autres séreuses. La nature tuberculeuse de cette lésion est admise par tous les anatomo-pathologistes, depuis les travaux de Laënnec, Louis, etc.

Dans les trois cas de synovite tuberculeuse chronique que nous citons, nous voyons des cellules géantes isolées, des cellules géantes formant le centre d'un amas de corpuscules embryonnaires jeunes et franchement colorés par le carmin à la périphérie du nodule, déformés, granuleux, colorés en jaune, à gros noyau, *épithéloïdes*, — pour employer le terme déjà consacré par l'usage, — dans la zone qui confine immédiatement à la cellule géante.

Les éléments sont-ils suffisants pour caractériser la tuberculose ? —

Oui, si nous tenons compte de l'évolution des lésions. Nous avons là, en effet, la disposition regardée comme caractéristique de la tuberculose par Friedlander et Kôster, qui désignent ce groupe d'éléments sous le nom de *tubercule primitif;* par Charcot, qui l'appelle *follicule tuberculeux*. D'après ces auteurs et leur école (Brissand et Josias, Sonnenburg, Hueter, Kœnig,etc.), qu'il s'agisse de granulations visibles ou invisibles à l'œil nu ou bien d'infiltrations, la matière tuberculeuse est toujours constituée par la juxtaposition d'un nombre plus ou moins considérable de ces follicules.

Il faut remarquer cependant, avec H. Martin, Grancher, que fréquemment les nodules sont dépourvus de cellule géante, ou encore que celle-ci, au lieu d'occuper la région centrale du nodule, siége à la périphérie.

Donc la cellule géante n'a pas la valeur caractéristique qu'a bien voulu lui accorder Schuppel, pour qui elle serait l'élément spécifique de la tuberculose. Avant de ressusciter ainsi une cellule spécifique, Schuppel aurait dû se rappeler le peu de succès des tentatives de Lebert et de l'École française en faveur de la cellule cancéreuse, et surtout ne pas oublier que la cellule géante avait déjà été rencontrée par Virchow dans diverses variétés de sarcome, par Baugarten dans les ulcérations chroniques et les gommes syphilitiques.

Le *follicule tuberculeux* lui-même n'est pas regardé par tous les anatomo-pathologistes comme caractéristique de la tuberculose. A son sujet, M. le professeur Cornil s'exprime ainsi : « Le tissu de bourgeon charnu avec cellules géantes n'a rien de caractéristique, pas plus que le follicule tuberculeux ; on le retrouve dans toutes les plaies anciennes, dans les gommes suppurées, dans toutes les inflammations chroniques du tissu cellulaire et aussi dans le sarcôme. »

Mais si, à ces caractères non pas spécifiques, mais néanmoins très-importants, tirés de la structure, on en ajoute d'autres tirés de l'évolution du produit pathologique et de la marche du processus, l'existence du tubercule n'est plus contestable.

N'avions-nous pas, dans les tissus pathologiques étudiés par M. Tédenat, des points caséeux, des vaisseaux atteints d'endartérite végétante ? Or la tendance à la caséification (Grancher, Cornil, Thaon), l'endartérite végétante (H. Martin) sont des caractères de très-grande · valeur pour les lésions tuberculeuses.

Tenant donc compte du mode de groupement des éléments anatomiques et de la tendance des tissus à subir la dégénération caséeuse, nous concluons que les fongosités synoviales contenaient des tubercules, et que la dénomination de *synovite tuberculeuse* doit être donnée à l'affection que nous étudions.

§ IV

Une question se pose maintenant.

Bien qu'elle soit difficile à résoudre, nous ne saurions ne pas nous en occuper.

Les fongosités se sont-elles produites autour des tubercules et par suite d'une irritation spécifique ou simple provoquée par eux ?

Sont-elles au contraire le résultat d'une irritation banale, et, une fois formées, les granulations tuberculeuses s'y sont-elles produites comme elles l'ont fait à la surface libre de la synoviale ?

Dans notre première observation, nous devons faire remarquer la coexistence, dès le début du processus, des fongosités et des éléments tuberculeux. L'un a-t-il précédé l'autre ? Se sont-ils développés simultanément sous l'influence des mêmes causes locales et générales ?

Nous serions plutôt disposé à admettre le dévelopement parallèle. Ce sont pour nous des lésions de même nature, comme le sont les granulations et les infiltrations tuberculeuses, qu'elles siègent dans le poumon, le testicule, les os. La forme que revêtent les lésions tient moins à leur nature intime qu'à la structure des tissus où elles ont pris naissance.

Dans certains cas de fongosités articulaires, les tubercules sont rares, clair-semés au milieu de masses fongueuses exubérantes (Köster); il semble alors qu'ils se sont développés consécutivement dans le tissu fongueux. Toutefois cette conclusion n'est peut-être pas exacte.

Il est possible, en effet, que la végétation d'éléments embryonnaires qui s'est faite autour des tubercules soit surabondante par rapport à ceux-ci. Ces faits-là s'observent surtout dans les formes bénignes ; alors le tissu de granulation montre une certaine tendance à s'organiser en tissu adulte, à étouffer en quelque sorte la granulation tuberculeuse. Il y a une analogie incontestable entre ce processus et celui qu'a étudié M. Bard (1) dans la tuberculisation pulmonaire.

On pourra nous objecter que les tubercules contenus dans les fongoités ne sont pas de la même *essence* que ceux qui, se développant dans le poumon, amènent la forme la plus ordinaire de cet état grave que l'on désigne sous le nom de phthisie pulmonaire.

Sonnenburg, en particulier, soutient que les tubercules qu'on rencontre si fréquemment dans les foyers de carie osseuse et dans les fongosités des tumeurs blanches ne sont pas de nature essentiellement tuberculeuse. Il se base sur l'état souvent bon de la santé générale et sur l'absence fréquente d'antécédents héréditaires de tuberculose ; il invoque aussi le grand nombre de guérisons qu'on observe en pareil cas.

L'opinion de Sonnenburg ne nous paraît pas reposer sur des preuves acceptables. La tuberculose des poumons est ordinairement plus grave que les tuberculoses localisées à une articulation ou à un os, lorsque surtout cet os et cette articulation ne se trouvent pas à trop grande proximité d'organes importants, tels que le cerveau, la moelle épinière, susceptibles d'être intéressés dans le processus morbide. Mais cela tient au rôle important que joue le poumon dans les fonctions essentielles de la vie.

Les antécédents héréditaires de tuberculose font défaut dans beaucoup de cas de tuberculisation pulmonaire, aussi bien que dans les cas de tuberculisation de tout autre organe. Sonnenburg ne l'ignore pas.

Quant à la fréquence de la guérison des affections tuberculeuses des articulations ou des os, il faut avant tout ne pas l'exagérer. Tous les chirurgiens s'accordent à reconnaître la gravité des tumeurs blanches

(1) Thèse de Lyon (1879).
(2) *Lo Sperimentale*, 1881.

de l'articulation coxo-fémorale, du genou... Nous admettrons bien que ces affections, lorsqu'elles constituent toute la maladie, sont beaucoup moins graves que la tuberculisation pulmonaire ; mais, dans celleci même, n'y a-t-il pas des degrés ? Ne voit-on pas tous les jours des foyers tuberculeux dans le parenchyme pulmonaire arriver à cicatrisation complète, à guérison ?

Ce que nous venons de dire pour le poumon, nous pourrions le répéter pour le *rein*, pour la *prostate*, pour le *testicule*. Les lésions tuberculeuses de ces organes ne sont pas toujours fatales, soit pour la vie, soit même pour l'organe. Tout dépend des conditions sous l'influence desquelles les tubercules se sont développés, de l'état de la santé générale, du nombre et de l'importance des organes atteints.

Au surplus, Chauveau a démontré expérimentalement que l'absorption des fongosités tuberculeuses était susceptible de donner lieu à une infection tuberculeuse généralisée : Kœnig, Schuppel ont obtenu les mêmes résultats.

Nous conclurons donc en disant que les tubercules des synoviales tendineuses ou articulaires sont de même nature que les tubercules des autres organes.

SYMPTOMATOLOGIE

—

I. — Synovite tuberculeuse aiguë

Dans le cas qui nous a été communiqué par M. Tédenat, les symptômes sont ceux de la synovite aiguë simple : douleurs spontanées, exaspérées par la pression et par les mouvements amenés par les muscles dont les gaînes tendineuses étaient lésées. L'empâtement est profond.

Il est probable qu'ici, comme dans la plupart des cas de pleurésie ou de péritonite tuberculeuses, les symptômes de l'inflammation, coïncidant avec la poussée tuberculeuse, dominent ceux des tubercules eux-mêmes.

Quant à la *marche* et aux *complications*, nous ne pouvons rien en dire, les faits nous faisant défaut. Tout au plus pourrions-nous nous livrer à des suppositions qui n'auraient d'autre fondement que l'analogie avec ce qui se passe dans la tuberculose aiguë des séreuses en général.

II. — Synovite tuberculeuse chronique

La particularité qui frappe le plus le praticien dans l'étude des symptômes que fournissent les localisations tuberculeuses dans les synoviales tendineuses, se trouve constituée, dans les débuts de cette affection, par des caractères qui ne présentent rien ni de constant, ni de positif. Autrement dit, si l'on prend une synovite tendineuse chronique, de quelque espèce qu'elle se rencontre, ou tuberculeuse, ou scrofuleuse, ou simplement inflammatoire, et qu'après avoir, dans le cours de son évolution, établi son diagnostic et son siége bien délimité, on veuille remonter par la pensée à la fixation précise de la date de son début, on se trouvera dans un grave embarras. A son origine, en effet, elle ne se révèle pas par des signes qui attirent l'œil du clinicien : on la voit sou·vent encore atteindre un développement fort avancé, avant que les malades eux-mêmes y aient porté une grande attention. Les troubles fonctionnels sont les premiers effets de la lésion qui éveillent chez eux les soupçons, sans qu'il leur soit toutefois possible d'indiquer les signes physiques.

De la façon la plus générale, on peut dire que la plus importante des remarques à faire, au début des synovites tendineuses, se résume dans « l'empâtement profond et la gêne des mouvements. » (Bidard.) — Et encore le fait n'est-il pas constant ; on l'observe le mieux quand la membrane vaginale a d'abord été le siége de kystes riziformes ou d'épanchements survenus avant l'apparition de la synovite tendineuse proprement dite.

Plus tard, à la période de pleine évolution de la lésion tuberculeuse des synoviales tendineuses, alors que les malades ont spontanément recours à l'intervention des hommes de l'art, la synovite tuberculeuse chronique apparaît sous la forme d'une véritable tumeur, bien délimitée. Cette tumeur est plus ou moins arrondie, ou plus ou moins allongée, généralement fusiforme, suivant la disposition de la membrane à l'état sain. Toutefois il faut prendre note de ceci : quand toute la gaîne n'est pas lésée, la tumeur présente une forme qui diffère de celle de la gaîne normale. La surface de la tumeur est en général régulière, sans saillics et bosselures bien marquées, le plus souvent convexe. — La conformation extérieure de ces espèces de tumeurs est, d'ailleurs, justiciable de la structure des parties environnantes : il est évident que, suivant la plus ou moins grande résistance des tissus — au milieu desquels s'est fait le développement morbide, — la tumeur se trouvera plus ou moins resserrée, et que, ce resserrement pouvant se rencontrer plus étroit à droite qu'à gauche, par exemple, la tumeur présentera sa partie gauche beaucoup plus développée que sa partie droite. Les aponévroses constituent parfois un tel obstacle à la distension de la tumeur, que souvent celle-ci semble être formée de deux ou trois lobes indépendants les uns des autres. Nous croyons devoir citer l'exemple fourni par un malade entré à Saint-Louis, dans l'intention de se faire débarrasser d'une tumeur tendineuse, et qui mourut d'une variole confluente, survenue au début du traitement chirurgical.

Voici le résultat fourni par l'autopsie :

« L'aponévrose est éraillée, amincie, peu nacrée, peu résistante ; elle bride les tissus sous-jacents en formant une rigole peu profonde, étendue, du ligament annulaire antérieur à la tête du troisième métacarpien ; ce ligament annulaire n'est pas modifié, mais les fibres de la portion voisine de l'aponévrose antibrachiale sont éraillées. Les tendons du palmaire grêle et du radial antérieur sont fortement déjetés en dehors ; celui du cubital antérieur est repoussé en dedans : la portion antibrachiale de la tumeur apparaît entre ces muscles.

Toute l'aponévrose superposée au kyste synovial est facilement disséquée et enlevée ; on voit alors que le *tissu morbide est constitué par une masse unique, de forme irrégulière, moulée sur les parties voisines, conservant un peu l'impression des points résistants de l'aponévrose et décomposable en une portion palmaire, occupant toute la paume de la main* et une portion antibrachiale unie à la précédente par une sorte de pédicule large d'un centimètre, située au niveau de l'os pisiforme (1).....»

Nous avons tenu à montrer, par le cas précédent, combien grande est l'importance qu'entraîne la conformation normale de la région anatomique atteinte sur la configuration des productions néoplasiques dans les synoviales tendineuses.

D'après cette résistance des parties avoisinant le lieu du développement des néoplasies, il résulte que, dans les gaines tendineuses, alors que la tumeur se développe en dehors de tout espace libre ou d'un débouché facile, elle doit arriver fatalement à se présenter sous un aspect

(1) Bidard, *loc. cit.*

fusiforme. Cette disposition semble être de beaucoup la plus commune.

D'autres fois il arrive, — plus rarement, — que les tendons eux-mêmes peuvent refouler les parties hypertrophiées.

Lorsque la résistance des tissus fibreux est faible, on voit qu'ils commencent par se laisser distendre par la substance morbide, qu'ils s'éraillent ensuite et finissent par s'atrophier; de telle sorte que la tumeur peut alors obtenir des proportions véritablement extraordinaires. Les muscles sont alors refoulés ; et, s'il se rencontre des insterstices celluleux notables, la substance tuberculeuse peut les envahir par ses prolongements. Les articulations peuvent, à leur tour, être envahies aussi. (Observation de MM. Tédenat et Raynier.) Le docteur Mollière s'est occupé récemment de faits de cet ordre. (*Société de chirurgie*, 1882.)

Si, après les divers modes d'exploration et d'examen que nous avons tenté de mettre en lumière, on passe à la méthode d'investigation à l'aide de la palpation, on s'aperçoit que ces tumeurs jouissent toutes, — et d'une façon presque constante, — d'une mobilité plus ou moins grande. Le malade lui-même en a parfaitement conscience. D'ailleurs, le degré de mobilité se trouve d'autant plus élevé que la tumeur se rencontre plus superficielle, les moyens de fixité se trouvant, dans ces cas-ci, bien moins nombreux. Il est à remarquer encore ici, comme nous venons de le dire un peu plus haut, que la situation topographique imprime toujours un caractère propre à la facilité relative de l'étendue des divers mouvements. Aussi n'est-il pas besoin de longues explications pour faire comprendre combien seront plus faciles les mouvements de latéralité, — de dedans en dehors, — que les mouvements longitudinaux, opérés dans le sens de l'axe de la gaîne tendineuse. Dans ce dernier sens, le mouvement s'opère — à vrai dire, — mais il se trouve beaucoup plus borné. Pour le percevoir, dit M. Bidard, il faut faire mouvoir les tendons eux-mêmes ; pendant la contraction des muscles, la main appliquée sur la tumeur constate sa mobilité dans une certaine mesure.

D'une façon générale, on peut dire que le degré de mobilité dépend du volume de la tumeur, de l'infiltration plus ou moins dense et étendue des tissus voisins.

La symptomatologie tirera en outre des éclaircissements, utiles au diagnostic différentiel, des différents degrés de consistance présentés par la tumeur.

Cette consistance est fort variable cependant ; et cette variabilité s'explique, soit d'après l'époque remontant au début de la tuberculisation, soit d'après la marche de l'évolution morbide, soit encore d'après la rapidité de l'avènement de la période de caséification. Quoi qu'il en soit, ordinairement les tissus de nouvelle formation sont assez fermes et paraissent constitués par une substance solide ; ils sont rénitents et repoussent les doigts qui les dépriment. D'ailleurs, la tumeur est bien loin d'offrir, dans toute son étendue, le même degré de fermeté ou de ramollissement : on peut trouver sur la surface de la même tumeur des points qui soient plus dépressibles. On devra toujours tenir compte de la possibilité où l'on sera de rencontrer de ces tumeurs présentant, soit une grande mollesse, soit une grande élasticité, — quelquefois présentant, dans leurs différentes portions, de l'élasticité et de la mollesse tout ensemble.

S'il existe de la fluctuation, elle est toujours facile à percevoir au début de la fonte purulente. Plus tard, — soit que le liquide disparaisse, soit que les néoformations morbides s'organisent ou soit qu'il se forme des fongosités abondantes, — elle cesse d'être perceptible. Elle reparaît sous l'influence d'un nouvel épanchement.

Le praticien, — dans ces divers cas de rénitence ou de mollesse passagère, — doit surtout se tenir en garde contre la confusion que pourrait lui faire établir la fluctuation totale ou partielle de la localisation tendineuse.

Ainsi il ne prendra pas l'élasticité relative de la tumeur pour des mouvements d'expansion ; l'absence absolue de battements et la conservation complète du même volume, en dépit de toute compression, le mettront à l'abri de toute cause d'erreur à cet égard. Il s'assurera encore facilement de l'absence de toute crépitation et de toute transparence dont les caractères pourraient égarer ses soupçons du côté de l'existence, soit d'une lésion osseuse, soit d'un kyste séreux ou hydropisie des gaînes tendineuses.

Les lésions ne sont pas toujours identiques dans toute l'étendue de la gaîne synoviale. Dans le cas que nous avons observé avec M. Tédenat, la partie inférieure de la vaginale était remplie de produits fongueux ; sa partie supérieure avait une paroi épaissie et contenait un épanchement séro-purulent. Ces particularités anatomo-pathologiques expliquent l'existence simultanée, selon les points, de la fluctuation, de la mollesse, de la consistance ferme et rénitente.

Au point de vue fonctionnel, on observera, pour les musles dont la tuberculose locale a intéressé les gaînes vaginales, « de la roideur et de l'engourdissement continuels; les mouvements, quoique peu douloureux, sont moins complets, moins sûrs ; les objets sont plus difficiles à saisir, ne sont plus aussi fortement serrés, ils s'échappent de la main sans que les malades le prévoient ; la flexion et l'extension des doigts sont incomplètes, et cela aussi bien lorsque la synovite siége sur les extenseurs que sur les fléchisseurs ; enfin, s'il s'agit d'une synovite palmaire, la main peut rester toujours à moitié fermée. Pour la marche, elle est habituellement moins modifiée, mais l'engourdissement la rend pénible; sur un terrain inégal, la fatigue vient vite et les faux pas sont plus fréquents. Ces mouvements ne sont qu'exceptionnellement douloureux, et ils deviennent souvent plus faciles lorsqu'ils sont exécutés depuis quelque temps. Ainsi un malade qui, en se levant, saisit difficilement les objets, fera néanmoins son travail habituel ; tel autre qui pose le pied à terre avec précaution (au saut du lit) marchera pendant longtemps (dans la journée). Puis la fatigue sera accompagnée d'engourdissement, de roideur, de fourmillements pénibles jusqu'à empêcher le sommeil, de douleurs plus ou moins vives. Est-il besoin d'ajouter qu'avec les progrès du mal, les mouvements et la marche peuvent devenir à peu près impossibles (1) ? »

Bien qu'il résulte de ce que nous venons d'énoncer que la douleur n'est pas très-vive dans cette espèce de lésion et qu'elle puisse même totalement manquer, il est constant que la pression peut la faire naître ou l'exagérer. Le même phénomène s'observe quand un choc ou un faux

(1) Bidard, *loc. cit.*, p. 44 et 45.

pas retentissent dans la partie affectée ; les douleurs peuvent, dans ces derniers cas, forcer le malade à garder le lit.

Ici nous nous trouvons en face d'un ensemble de douleurs variées, que M. Bidard a bien mises en lumière : il s'agit des douleurs qui siégent dans des parties plus ou moins éloignées du niveau du siége du mal et qui semblent être véritablement spontanées.

Nous trouvons un exemple où il est dit qu'une malade atteinte de synovite tendineuse au poignet souffrait surtout et presque uniquement dans l'épaule ; ses douleurs étaient intermittentes. Le plus ordinairement, elles sont ascendantes et revêtent le caractère névralgique, remontent le long d'un nerf de l'avant-bras, le cubital plus spécialement, jusqu'au coude ou le long de tout le membre. D'autres fois, au contraire, les douleurs semblent être descendantes ; autrement dit, la tumeur étant située à la région palmaire, elles occupent les nerfs collatéraux des doigts. Quoi qu'il en soit, elles reviennent par accès irréguliers, de courte durée. M. Bidard ne pense pas qu'on doive les rapporter uniquement à la compression des nerfs douloureux. Les preuves qu'il donne de son opinion nous semblent des plus convaincantes : il a constaté, en effet, qu'elles peuvent disparaître sans qu il y ait la moindre diminution dans la tumeur, et qu'elles peuvent se présenter tout au début de la néoformation, alors que le volume de celle-ci ne saurait opérer une compression notable. Bien que tous les exemples observés et rapportés dans tous les ouvrages que nous avons consultés à ce sujet ne fassent allusion qu'à des douleurs névralgiques qui avaient leur siège dans les membres thoraciques, nous devons dire que la malade que M. Tédenat a traitée en ville, et dont nous rapportons l'observation, n'avait accusé, conformément au tableau dessiné ci-dessus, que des douleurs vagues et confuses dans les environs de la tumeur qu'elle portait sur les gaînes tendineuses des péroniers. A plusieurs reprises cependant, les douleurs se sont irradiées jusqu'à la face externe du genou. Ces exacerbations coïncidaient avec des poussées inflammatoires.

Dans d'autres cas, les troubles d'origine nerveuse se traduisent par une anesthésie complète ou faible, totale dans un ou plusieurs doigts.

L'insensibilité est exceptionnelle ; le tact se trouve, du moins très-souvent, profondément émoussé, et ne suffit plus à la reconnaissance nette des objets que ses investigations décelaient fort bien antérieurement.

M. Michon (1) rapporte différents cas dans lesquels il a vu le pouce, une phalange atrophiés au-dessous de ces tumeurs ; dans un autre cas même, l'atrophie avait gagné la moitié du bras.

L'évolution pathologique de la tumeur s'opérant assez lentement, il arrive que la peau se laisse facilement distendre, que sa distension peut même atteindre des proportions énormes, sans que pour cela elle présente de bien grandes modifications dans sa coloration et dans sa mobilité. Elle conserve ses plis de flexion et ses plis interpapillaires ; ceux-ci deviennent seulement plus larges, plus profonds, plus visibles. L'intervention hâtive du traitement chirurgical n'a pas laissé, dans les cas d'observations que nous avons publiés, au travail morbide le temps d'apporter à la peau des changements et des altérations plus notables ; aussi emprunterons-nous la description de la phase plus avancée des désordres cutanés à la thèse de M. Bidard : « Plus tard, dit-il, la peau peut devenir violacée, luisante, sans empâtement, sans infiltration œdémateuse, et offrir un développement veineux plus ou moins prononcé, comme dans les tumeurs blanches articulaires.

» Elle reste longtemps encore dans cet état ; quelquefois cependant elle s'amincit de plus en plus, s'ulcère... Ces ulcérations sont rares à la suite d'une simple distension mécanique des téguments... Des fongosités ne tardent pas à paraître à l'ouverture de la peau, qu'elle soit spontanée ou faite par le bistouri. Elles s'élèvent avec plus ou moins de rapidité au-dessus de la plaie, dont les bords écartés, rouges ou de couleur normale, et repoussés un peu en dehors, ne se confondent pas avec la masse... Le fongus peut arriver en quelques jours au volume du poing ; plus souvent son accroissement est moins prompt ; il peut même rester stationnaire sans faire saillie au dehors. »

Tels sont les caractères symptomatologiques que peuvent revêtir

(1) *Loc. cit.*, p. 200.

les synovites tendineuses à néoformations tuberculeuses ; et, bien que les traits principaux de la description soient tirés de la physionomie générale que présentent les synovites tendineuses fongueuses décrites avant 1873, nous nous croyons en droit de penser que tous les signes des unes peuvent être décrits chez les autres, et que l'analogie des phénomènes, — chez celles-ci et chez celles-là, — est réelle et complète.

En poursuivant l'étude comparative des deux genres de description que l'on a faits ou cru faire au sujet des synovites, on s'aperçoit bientôt qu'il est facile de les ramener et de les confondre en un seul type. Cette proposition se passe de démonstration dans le tableau suivant, que nous empruntons encore à l'œuvre de M. Bidard, convaincu que nous sommes qu'il peut — en tous points — s'appliquer aux néoformations tuberculeuses dans les synoviales tendineuses (1). « Le fongus est mou, d'un rouge vif, parsemé de points blanchâtres, rappelle l'aspect des bourgeons charnus exubérants et infiltrés ; sa surface est lisse, homogène, un peu chagrinée, ou lobulée lorsque l'ensemble est constitué par la réunion de plusieurs végétations soudées entre elles. Mais ces végétations ont toutes la même consistance, le même développement, et ne présentent pas les irrégularités d'un ulcère cancéreux. Elles donnent lieu à un suintement séro-purulent, peu abondant et peu fétide. La palpation fait reconnaître en elles la mollesse de la surface des vieux ulcères. Cette consistance est très-remarquable, et l'on est surpris qu'une plaie d'un tel aspect soit si dépourvue de la moindre induration ; l'insensibilité est complète, même lorsqu'on coupe ou que l'on cautérise la substance fongueuse seule. Cette substance saigne assez facilement lorsqu'on la froisse ; mais l'écoulement sanguin est ordinairement insignifiant. Je ne trouve son abondance signalée que dans un cas, après une marche de toute une journée, chez un homme qui portait sur le cou-de-pied un fongus du volume du poing. Il est à remarquer que, lorsqu'une portion de la tumeur s'étale ainsi au dehors,

---

(1) La description donnée par Bidard s'applique aux cas de Trélat, Tédenat, dans lesquels l'examen histologique a démontré l'existence des tubercules.

sa partie profonde semble ne plus s'accroître, comme s'il lui était plus facile de se développer à l'extérieur que de refouler les tissus. »

Pour compléter, par un dernier trait caractéristique, la relation intime qui semble exister entre les deux espèces de néoformations, de quelque nature qu'elles aient originairement paru tenir, nous dirons que, pas plus chez les unes que chez les autres, on ne peut reconnaître de tendance à la dégénérescence cancéreuse. Les auteurs qui n'ont pas soupçonné cette identité de nature, et qui, convaincus de la dualité des lésions fongueuses et tuberculeuses dans les synoviales tendineuses, ont essayé des descriptions indépendantes les unes des autres, sont tous arrivés au même résultat, et les tableaux qu'ils en ont tracés se peuvent résumer en une seule et même peinture.

Ce que nous disons maintenant pour les synoviales tendineuses a déjà été fait, en 1875, par M. Roux, ancien interne de M. Ollier (de Lyon). Dans sa thèse inaugurale, il conclut à la nature tuberculeuse de l'arthrite fongueuse, c'est-à-dire à la spécificité de la plupart des tumeurs blanches.

Nous pensons que l'on est en droit de répéter pour les synovites tendineuses ce qui a été dit pour les arthrites.

MARCHE

DIAGNOSTIC ET PRONOSTIC

Ainsi que nous l'avons déjà dit, le début de la lésion tuberculeuse dans les synoviales tendineuses est très-incertain, et le développement de la tumeur s'effectue avec une extrême lenteur. Il se passe des mois, des années, où les progrès du mal sont presque insensibles. L'évolution se produit, en outre, sans apporter de troubles notables dans l'état général : l'appétit reste le même et les grandes fonctions ne subissent pas d'altérations appréciables. Contrairement à ce qui se voit dans les diverses phases d'évolution cancéreuse, on ne constate chez les malades, pendant la période de localisation, ni amaigrissement, ni cachexie ultérieure.

Un des caractères les plus remarquables de cette espèce de néoplasie est l'absence de tout engorgement ganglionnaire, engorgement qui ne se produit même pas quand l'ulcération est venue compliquer la tumeur tendineuse.

Tous ces signes doivent êtres rapportés seulement à la localisation tuberculeuse absolue dans les synoviales tendineuses ; car, dès que les articulations se prennent, que les os subissent peu à peu, par voisinage, les phénomènes de désorganisation, on voit l'état général accuser, par la perte des forces, par l'amaigrissement, l'atteinte que lui imprime la généralisation de la diathèse.

Ces transformations et ces passages de tuberculose localisée à l'état de tuberculose généralisée ne constituent pas les cas qui nous occupent ici ; nous n'avons pas à traiter des complications que pourrait entraîner une poussée vers les organes respiratoires, les membranes crâniennes ou les diverses séreuses, par exemple. Nous ne voulons appeler l'attention du lecteur que sur les synovites tendineuses d'origine tuberculeuse, tout à fait *primitives*, c'est-à-dire sur la forme la plus nette de tuberculose localisée, celle qui présente le mieux la lésion isolée. Que cette forme primitive précède de près ou de loin la tuberculose généralisée, quand la maladie est abandonnée à elle-même, cela est possible, probable même ; mais nous n'avons pas à nous en inquiéter ici.

Quoi qu'il en soit, la synovite tendineuse tuberculeuse primitive présente une marche essentiellement chronique et une tendance irrésistible à faire des progrès, si lents qu'ils soient. Elle produit à la longue la perte des mouvements de la partie affectée, des altérations qui vont se propageant du côté des surfaces articulaires, et enfin arriver à l'ulcération de la peau, à laquelle succède la végétation extérieure.

La marche de la maladie, *abandonnée à elle-même*, n'a jamais eu d'issue favorable, si nous nous en rapportons aux nombreuses observations fournies par les auteurs, qu'il s'agisse de synovites fongueuses ou d'arthrites tuberculeuses. Il nous paraît inutile de rappeler que nous avons, plus haut, établi la similitude parfaite que l'on observe dans ces affections qualifiées d'appellations différentes, mais dont la lésion est unique et du même ordre.

Mais, si le début est entouré d'obscurité et si la synovite se développe à cette période avec la plus grande lenteur, il arrive, à un moment donné, qu'une cause extérieure quelconque, un choc, une contusion ou simplement une suractivité des mouvements du membre intéressé, amène rapidement la tumeur à un volume qu'on n'aurait pas pu prévoir à si courte échéance; la maladie revêt alors un caractère d'acuité absolue. Le processus morbide tire son explication des conclusions suivantes, émises par le professeur Friedlander (1) :

1° La tuberculose et l'inflammation sont les coefficients d'une même cause.

2° La tuberculose développe une inflammation secondaire.

(1) *Sammlung klinische Vortræge*, 1870-1875.

3₀ *L'inflammation, par rapport à la tuberculose, est un phénomène secondaire.*

M. Friedlander ajoute encore que souvent on ne se douterait pas de
la nature tuberculeuse de l'inflammation, si l'on ne faisait pas inter-
venir le microscope. D'après ces données, on peut croire que les causes
extérieures, de quelque nature qu'elles soient, peuvent, à une époque
indéterminée, amener une inflammation passagère, qui se greffe sur la
tuberculose localisée, sans rien changer à sa nature. Sans cause appréciable, en effet, on revoit les choses revenir à l'état antérieur, c'est-
à-dire à l'état chronique ; puis, par une raison ou par une autre, se
montrer de nouveau à l'état aigu, et ainsi de suite deux ou trois fois
en quelques années.

Malgré toutes les apparences d'exacerbation ou de rémission, la
marche envahissante de la tumeur ne s'arrête pas, et il survient fatalement un jour où le malade vient demander son intervention au chirurgien.

Nous trouvons cités dans la thèse de M. Bidard des exemples de
synovites fougueuses, entre autres celui-ci, présenté par M. Broca à la
Société anatomique (1). Il s'agit « d'un cas de transformation graisseuse des synoviales tendineuses de l'extenseur commun des doigts. Le
long des tendons de ce muscle, sur la face dorsale de la main, les synoviales sont remplacées par de petites masses graisseuses ayant l'aspect
frangé, se continuant immédiatement avec le tissu cellulaire entourant
les fibres tendineuses. »

Bidard se demande s'il ne serait pas permis de considérer cette
terminaison comme une transformation en globules graisseux de l'exsu-
dation plastique d'une ancienne inflammation. Et il s'appuie en cela sur
le mode possible de guérison que Wirchow attribue au cancer, et qui
consiste en ceci : c'est que toutes les cellules, même les cellules cancéreuses, peuvent s'atrophier et disparaître par suite de la production de
vésicules de graisse dans leur contenu. M. Lebert (2), tout en procla-

(1) *Soc. anat.*, 1851, p. 23.
(2) *Maladies cancéreuses*, p. 74.

mant que cette transformation n'est que partielle et n'empêche pas les progrès du cancer, est obligé de l'admettre. Bidard a encore recherché, dit-il, s'il n'existait pas dans les recueils scientifiques des exemples de guérison par induration cartilagineuse, comme on a pu en constater à la suite des tumeurs blanches. Il n'a rien trouvé de précis à cet égard, malgré la communication de M. Demeaux, faite à la Société anatomique (1).

Pour nous, convaincu que nous sommes de l'identité complète de la nature de toutes les manifestations tuberculeuses, nous pensons qu'il faut assimiler absolument ces terminaisons favorables et spontanées à celles qui s'opèrent par la cicatrisation qui suit l'expulsion des produits de la caséification dans certains cas de tuberculose pulmonaire.

On peut ou prendre en considération, ou rejeter ces modes de terminaison se rapportant aux synovites chroniques ; mais il faut déclarer qu'elles ne sauraient constituer qu'une exception des plus rares.

En dehors de ces faits isolés, et malheureusement trop peu nombreux pour qu'on puisse les faire entrer en ligne de compte, il reste établi que la lésion, — dans la pluralité des cas, — accuse de plus en plus dans sa marche ses tendances au progrès et à l'envahissement des parties voisines et de l'organisme tout entier. Nous verrons, en outre, dans le chapitre où il sera parlé du traitement des synovites tuberculeuses, que l'intervention chirurgicale la mieux comprise et l'extirpation totale ne suffisent pas toujours à débarrasser l'économie du germe de la diathèse, et que — la plupart du temps — ce n'est guère qu'à une rémission qu'aboutissent les secours de la chirurgie. Car, malgré tout le soin que l'on peut apporter dans l'ablation, aussi complète que possible, de la tumeur et le râclage laborieux des gaînes et des tendons intéressés, il arrive que — au bout d'un certain laps de temps — de nouvelles végétations tuberculeuses se font jour et que les choses retombent en leur premier état ; et cela en dépit de cicatrisations excellentes, s'étant opérées même parfois par première intention, comme Bidard en cite plusieurs exemples. La néoformation morbide présente

_____

(1) *Bulletin de la Société anatomique.* 1841, p. 9

donc une aptitude énorme à se renouveler spontanément en l'absence de toute nouvelle poussée inflammatoire.

En d'autres termes, la tuberculose des synoviales tendineuses, après l'ablation d'une première tumeur à la formation de laquelle elle avait donné lieu, a une tendance presque irrésistible à récidiver. C'est un point que Bidard a bien mis en lumière et qui prouve une fois de plus que les synovites fongueuses qu'il a décrites sont en tout identiques aux synovites tuberculeuses. « Toutes les fois, dit-il, qu'on s'est borné à enlever la tumeur, si toute la gaîne n'était pas altérée, la cicatrisation de la plaie a été plus ou moins entravée par l'apparition de petites fongosités, qu'il a fallu détruire par la cautérisation. Dans un cas où on avait pris la précaution de gratter les tendons extenseurs de la main avec la rugine crânienne, deux grosses végétations apparurent au bout de trois mois, lorsque la plaie était presque cicatrisée. Elles furent excisées, revinrent bientôt, et enfin détruites par le fer rouge, mais avec les tendons eux-mêmes. De là à ce qui s'est passé dans une de nos observations (1) il n'y a pas loin, ce me semble, et je suis bien persuadé que les récidives consistent uniquement dans la persistance de la maladie sur des portions conservées de la membrane séreuse. »

Si l'on voulait, en quelques mots, donner le résumé de la marche que nous venons de décrire, on pourrait l'énoncer en trois propositions :

1° Obscurité et incertitude du début ;

2° Développement continu et progressif, arrivant jusqu'à l'envahissement des parties voisines ;

3° Tendance à la récidive.

(1)..Le 9 mars 1853, la plaie était à peu près complétement fermée, mais sur ce point on voyait, depuis plusieurs jours, une sorte de tubercule exubérant, du volume d'un petit pois. Il est enlevé avec le linge cératé auquel il tient ; il est assez ferme, grisâtre, comme fibreux, et laisse à sa place un pertuis profond. Quelques jours après, sur un autre point, nouveau bourgeon, du même aspect ; on le réprime tous les jours avec le nitrate d'argent. La cicatrisation n'est complète que le 1er avril.

F.... rentra le 6 mai 1854 dans le service de M. le professeur Denonvilliers, qui fut cette fois obligé d'extirper le pouce et le premier métacarpien.

Diagnostic

On pourra quelquefois confondre la synovite tuberculeuse avec certaines tumeurs qui se développeut au voisinage des gaînes synoviales, surtout avant l'ulcération de la peau ; après, il devient plus facile d'éviter de tomber dans cette confusion. Dans la plupart des cas, cependant, le diagnostic ne comportera pas de sérieuses difficultés. Ainsi on pourrait confondre cette maladie avec un kyste séreux simple, ou, en l'absence de toute crépitation, avec un kyste à grains riziformes. Une crépitation plus accentuée, franche, dirigera les soupçons du clinicien du côté d'une lésion osseuse; si la tumeur offre au contraire un caractère de transparence, il pensera à une hydropisie des gaînes. Une ponction faite à l'aide d'un trocart lèvera tous les doutes à cet égard. Dans le cas où l'on aurait affaire à un kyste séreux, elle donnera issue à un liquide séreux plus ou moins épais, et quelquefois à des grains riziformes, tandis que de la synovite tendineuse tuberculeuse il ne sortira qu'un peu de sang mêlé de pus. La canule du trocart dont on se sera servi pour ponctionner entraînera quelquefois avec elle ces fragments de tissu dégénéré, dont l'examen microscopique permettra d'affirmer avec certitude l'existence d'une lésion tuberculeuse.

Comme on a pu le voir dans l'observation que nous rapportons à la page 20, la synovite tendineuse se complique parfois de synovite articulaire, et il est arrivé que l'on ne se rend qu'un compte approximatif de l'étendue de la lésion. Dans certains cas, dit Follin, on peut éprouver quelque difficulté à distinguer les fongosités articulaires des fongosités des synoviales tendineuses. Cependant leur disposition générale n'est pas la même. Ainsi les végétations articulaires sont plus ou moins globuleuses et disposées tout autour de l'articulation, tandis que les autres fongosités sont allongées et se prolongent plus ou moins loin le long des tendons (la forme de ces dernières est, en effet, généralement cylindrique, ou cylindroïde, ou fusiforme). Dans la fongosité articulaire, la pression sur ce point refoule les tissus au point opposé de l'article, tandis que dans la synovite tendineuse ce refoulement n'amène pas de changement dans l'articulation.

On pourrait encore prendre pour des synovites tendineuses des tumeurs qui se développent dans les parties superficielles, tissu cellulaire sous-cutané, ou sur des muscles ou d'autres organes situés peu profondément. Bidard cite deux cas de lipome qui, par leur siége, l'un à la paume de la main, l'autre à l'extrémité inférieure de la jambe, pouvaient être pris pour la maladie que nous étudions. Cependant, en tenant compte de la mobilité plus complète de ceux-ci, mobilité qui s'opère, en général, également dans tous les sens, à l'encontre des mouvements des tuméfactions tendineuses, qui sont plus difficiles et plus restreints dans le sens de l'axe transversal, on peut éviter toute confusion ; on constatera encore que les mouvements passifs — que l'on peut imprimer aux lipomes — sont indépendants des mouvements actifs des tendons, ce qui n'a pas lieu pour les tumeurs des gaînes qui les accompagnent dans leur exercice.

Le diagnostic différentiel d'une tumeur cancéreuse s'établira facilement aussi. Au point de vue topique, on observera que le *cancer* présente une marche rapide, se confond avec les tissus qui lui sont voisins, tandis que la tumeur tendineuse tuberculeuse se développe avec une extrême lenteur et n'offre ni une aussi prompte, ni une aussi intime connexité avec les parties qui la touchent. « Lorsque la peau est ulcérée, dit Follin, les fongosités qui traversent l'ulcération pour venir s'étaler au dehors ont pu en imposer pour des champignons encéphaloïdes. L'aspect des deux sortes de fongosité est, en effet, souvent peu différent ; mais on arrive à un diagnostic exact en tenant compte des antécédents de la tumeur, de sa longue évolution dans le fongus des synoviales, et de son rapide développement dans le cas de cancer. L'état de la peau saine, quoique décollée, autour du fongus synovial, infiltrée de cancer dans l'encéphaloïde, est encore un excellent élément de diagnostic.» Au point de vue général, le clinicien se rappellera que le développement d'une tumeur cancéreuse s'accompagne d'engorgements ganglionnaires et entraîne vite l'amaigrissement et la cachexie, tandis que la tumeur tuberculeuse des synoviales n'a, comme nous l'avons vu, ni retentissement sur les ganglions, ni retentissement sur l'état général, et cela pendant des années.

Sous l'influence de la *scrofule*, on a vu se développer aussi des fongosités des gaînes tendineuses, et entre autres des fongosités des articulations métacarpo-phalangiennes, comme M. Bourdelais (1) en cite un ou deux exemples. On pourrait facilement confondre ces fongosités avec les tuméfactions de nature tuberculeuse, car, comme celles-ci, elles se présentent sous la forme cylindroïde ou fusiforme. On observera cependant un caractère essentiellement différent, c'est celui que fournit l'état de la peau : dans les cas de tumeurs scrofuleuses des gaînes tendineuses, la peau de la région est rouge, enflammée, et un liquide séro—purulent coule en assez grande abondance par les nombreux trajets fistuleux qu'elle présente; dans les synovites tendineuses de l'espèce tuberculeuse, au contraire, la peau ne trahit pas pendant longtemps, ni par sa coloration, ni par son amincissement ou son ulcération, le travail morbide qui s'opère sous son couvert. Au point de vue général, la scrofule se diagnostiquera avec la plus grande facilité à tout un ensemble de symptômes concomitants, dont les lésions cutanées ou muqueuses et les adénites consécutives sont les plus fréquents. Leur début est lent, leur marche est progressive et leur guérison, assez difficile à obtenir, est souvent suivie de rechute, il est vrai; mais l'habitus du malade, les lésions antérieures auxquelles la diathèse scrofuleuse a donné lieu, sa marche, les effets de la médication, tous ces signes permettront d'établir avec certitude l'existence de tumeurs d'origine scrofuleuse.

MM. Jullien et Fournier (2) ont observé quelques cas isolés de synovite tendineuse de nature *syphilitique*. A l'examen local, on pourrait se tromper peut—être; mais, si l'on tient compte de la marche de la diathèse, des accidents concomitants ou antérieurs, on se gardera de toute confusion. D'ailleurs, les résultats thérapeutiques du traitement spécifi-

(1) Thèse de Paris, 1876.

(2) Les synovites syphilitiques ont été décrites pour la première fois par Verneuil (*Gaz. hebd. de méd. et de chir.*, 1868, p. 69; 1873, p. 22).

que de la syphilis, traitement qui est souverain en pareille circonstance, lèveront tous les doutes à cet égard.

Enfin, si l'on veut avec certitude établir le diagnostic d'une façon aussi exacte qu'incontestable, on aura recours à l'examen micrographique d'un lambeau des tissus qui composent les tumeurs de la gaîne tendineuse.

PRONOSTIC

Le pronostic est grave. On a d'abord à redouter la marche envahissante de la lésion d'une façon générale, et à craindre plus spécialement les lésions consécutives des articulations voisines du foyer de la tumeur tendineuse. En outre, on saura que la maladie n'a pas de tendance à la guérison spontanée.

Une opération, toujours sérieuse, est nécessaire. Si elle réussit, il reste toujours des adhérences qui immobilisent plus ou moins les tendons et apportent une gêne plus ou moins grande aux fonctions du membre, et même entraînent parfois l'impotence.

Il faut encore se méfier des récidives. Il y a aussi à craindre que des lésions tuberculeuses ne se produisent dans d'autres organes.

Dans le cas de M. Tédenat, il y a eu néoformation après l'opération; il reste encore une tumeur. Cette tumeur contient-elle des tubercules ? — Consiste-t-elle en une néoplasie connective simple ? — Cela est bien difficile à dire, bien que la dureté de la tumeur et la bonne cicatrisation fassent plutôt admettre la seconde hypothèse.

TRAITEMENT

Dès que nous avons abordé la question du traitement des synovites tendineuses chroniques, nous avons été frappé du nombre considérable de méthodes préconisées contre elles. On peut dire que les chirurgiens ont tout essayé : moyens hydrothérapiques, massage, compression méthodique, antiphlogistiques, résolutifs, révulsifs, caustiques, ponctions, injections, ignipuncture, extirpation, résection et amputation.

Chacun de ces modes, pris en particulier, a fourni des résultats thérapeutiques différents. Si, au premier abord, cette dissemblance d'effets peut surprendre, on voit bientôt, en examinant plus attentivement les comptes rendus faits à nos diverses Sociétés de chirurgie ou de médecine, que cette apparence d'issues contraires, soit favorables, soit fâcheuses, n'est qu'une conséquence fatale de la nature différente de la lésion.

M. Verneuil (1), en effet, admet trois espèces de fongosités articulaires :

1º Les fongosités qui sont la conséquence d'une synovite rhumatismale chronique ;

2º Les fongosités dépendant d'une synovite tuberculeuse ;

3º Les fongosités symptomatiques d'une lésion osseuse.

M. Lannelongue (2) n'admet que deux variétés :

1º La fongosité tuberculeuse, ayant pour caractère exclusif la présence des tubercules, des nodules tuberculeux tels que nous les concevons aujourd'hui ;

(1) *Société de chirurgie*, séance du 17 février 1882.
(2) *Idem.*

2° La fongosité dite inflammatoire ou simple, se composant d'éléments embryonnaires et n'ayant pas de nodules tuberculeux : elle a pour type le bourgeon charnu, les granulations des plaies.

Il est évident que la distinction faite par MM. Verneuil et Lannelongue pour les synovités articulaires peut être faite aussi pour les synovites tendineuses; on pourrait même y ajouter celles que nous avons établies dans nos paragraphes se rapportant au diagnostic. D'où il résulte une variété très-grande d'espèces de synovites tendineuses.

A des maladies différentes, des traitements différents ont été appliqués, et ceci explique comment il se fait d'abord que le nombre des moyens employés soit exagéré, et ensuite qu'un seul ait pu donner des résultats différents, selon qu'il était justifié ou non.

Ces distinctions sont importantes en pratique. En effet, dans le dernier cas de M. Lannelongue, l'interventon chirurgicale n'est pas nécessaire : les injections iodées, la compression, continuées pendant plusieurs mois, amènent la guérison.

Nous pourrions citer des exemples nombreux montrant que les moyens tels que : hydrothérapie, massage, compression méthodique, antiphlogistiques, résolutifs, révulsifs, caustiques, etc., ont produit d'excellents résultats, soit pour les lésions articulaires, soit pour les lésions des gaînes vaginales. Malheureusement ces terminaisons favorables n'ont jamais suivi ces genres de traitement, quand il s'est agi de synovites tendineuses d'essence tuberculeuse.

Nous ne nous appesantirons donc pas sur ces diverses méthodes, qui ne s'adressent pas directement à l'espèce de lésion qui constitue le sujet de notre étude, et nous en arrivons au traitement, qui, dans notre cas particulier et d'après nos observations, offre des garanties d'efficacité sinon absolue, au moins relative.

Il faut toujours en venir à un traitement purement chirurgical. On pourra cependant, dans le début de la lésion, avoir recours aux demi-mesures que nous venons d'énoncer ; mais on ne perdra pas de vue qu'on ne doit en attendre qu'une amélioration passagère, et tout au plus un ralentissement dans la marche de la maladie. Ainsi ni les résolutifs, ni la compression, ni la vésication, ni la cautérisation transcurrente plusieurs fois répétée, n'ont paru capables d'amener la guérison. Lorsque le fongus proémine au dehors, les caustiques peuvent le dé-truire en totalité et amener une guérison durable ; mais on a toujours à craindre la destruction des tendons et la perte des mouvements du mem-bre. Aussi, malgré ses succès, ce genre de traitement ne nous semble-t-il devoir être employé que dans quelques cas spéciaux.

Il faudra donc se résigner à enlever les tissus altérés, et l'extirpation par l'instrument tranchant sera d'habitude le seul traitement effi-cace. Mais, avant de porter le fer sur les parties, on analysera avec soin les indications et les contre-indications de l'opération. Toutes les fois que l'on aura affaire à une synovite tuberculeuse primitive, que la lésion se trouvera bien localisée, l'opération sera la règle obligée. Dans le cas de tuberculose tendineuse concomitante à une tuberculose pul-monaire au premier degré, on pourra encore, dans les cas où la lésion locale est une cause de gêne insupportable et de douleurs intolérables pour le malade, avoir recours à l'intervention chirurgicale. Il va sans dire que celle-ci sera rejetée si le malade présente les symptômes ca-ractéristiques de la troisième période de la tuberculose pulmonaire. Il serait encore peu rationnel d'en user lorsque la synoviale malade a pris un grand développement et nécessiterait une dissection trop large ; il ne faut pas que la plaie résultante constitue par elle-même une lésion trop dangereuse.

Quoi qu'il en soit, lorsque l'opération s'impose au chirurgien, qu'elle offre pour l'avenir toutes les chances de succès possibles, il ne faut pas s'éloigner de certaines règles. Ces règles ont été bien posées par Bi-dard. Cet auteur recommande de ne pas se borner à n'enlever que la tumeur alors même que la gaîne n'est pas entièrement altérée ; car la plus petite parcelle de la synoviale malade deviendrait la source de nou-velles végétations, parce que les récidives consistent uniquement dans la persistance de la maladie sur les portions conservées de la membrane séreuse. Il est certain, en effet, que l'ouverture d'une gaîne synoviale constitue une cause déterminante chez un individu prédisposé à cette affection ; or on ne fait pas autre chose dans l'extirpation d'une de ses parties, et les portions qu'on laisse doivent par cela même s'enflam-

8

mer, perdre leur épithélium, et devenir le siége de nouvelles végétations. Il ressort donc de là un précepte important, qu'il faut emporter
la gaîne tout entière si l'on se décide à l'attaquer par le bistouri ; autrement la récidive est inévitable et la maladie fait alors des progrès plus
rapides et très-sérieux. Ce danger avait frappé Chassaignac, qui, dès
1852, époque à laquelle on ne soupçonnait pas la présence du tubercule
dans les synovites tendineuses, avait pris soin d'enlever non-seulement
la gaîne synoviale, mais encore les fibres les plus superficielles des tendons (1).

Telles sont les recommandations sur lesquelles insiste longuement
Bidard. On devra, à l'exemple de ce chirurgien, dit Follin, pratiquer
sur la peau une longue incision qui permettra de mettre la tumeur largement à nu. Les lèvres de l'incision fortement écartées, on procédera
à la recherche et à la dissection des tendons, qu'on suivra un à un au
milieu de la masse morbide ; et, dès qu'on se sera suffisamment garanti
contre la section intempestive de ces tendons, on enlèvera toutes les
fongosités.

A ce manuel opératoire M. Tédenat joint une précaution que nous
pensons d'une utilité incontestable. Elle consiste dans le râclage, à
l'aide de la curette de Volkmann, de toutes les parties intéressées. Ce
procédé est analogue à celui de M. Létievant (de Lyon), qui l'emploie
dans les cas d'arthrite fongueuse et auquel il a donné, à cette occasion,
le nom d'*arthroxésis*. M. Tédenat ne se contente pas non plus de faire
un simple pansement de Lister : il y joint, à l'imitation de Mosetig-
Moorhof (de Vienne), de Billroth et de König (de Gœttingue), l'emploi
de la poudre d'iodoforme, dont il tapisse la cavité laissée par l'ablation
de la tumeur.

L'emploi de ce médicament trouve sa justification dans la pratique
des chirurgiens allemands, qui, grâce à lui, ont obtenu des succès réellement merveilleux.

Mosetig-Moorhof a reconnu à l'iodoforme non-seulement une action
antiseptique, mais encore une action spécifique sur la granulation tuber-

(1) *Gazette des hôpitaux*, 20 avril 1852.

culeuse. Il en a surtout fait l'emploi dans les cas de localisation de cette affection. Son mode d'application est des plus simples : après avoir lavé la plaie avec de l'eau fraîche, il la saupoudrait d'iodoforme pur finement pulvérisé ; dans le cas de plaie cavitaire, il la remplissait de poudre iodoformique. Par-dessus, il appliquait un pansement formé d'ouate de Bruns et de gutta-percha laminée. Dans la plupart de ses observations, il constate la supériorité de l'iodoforme sur l'acide phénique, qui, dans le cas de tuberculoses locales, n'avait non-seulement pas empêché la récidive, mais encore n'avait pas communiqué aux tissus la moindre tendance à la guérison. Dans un court espace de temps, le pansement à l'iodoforme transforma les fongosités en bourgeons de bonne nature et amena la cicatrisation de la plaie.

Billroth étendit l'usage de ce médicament à la confection de flèches destinées à être introduites dans les trajets fistuleux. Pour cela, il l'incorporait à la gélatine pour lui donner la consistance nécessaire. Comme Mosetig, il appliquait directement l'iodoforme en poudre sur les plaies, ou bourrait d'iodoforme les plaies cavitaires, et appliquait par-dessus de la ouate et une étoffe imperméable.

König ne croit pas à l'action spécifique de l'iodoforme sur la granulation tuberculeuse, telle qu'elle a été proclamée par Mosetig. Pour lui, l'iodoforme appliqué au traitement chirurgical des affections tuberculeuses n'a qu'une action antiseptique générale. Il rejette complétement la propriété que lui accorde Mosetig de faire disparaître et de transformer en bourgeons de bonne nature les fongosités tuberculeuses sans opération. Mais, après l'extirpation des fongosités et le râclage énergique des tissus, il reconnaît à l'iodoforme la faculté d'empêcher toute récidive. Il explique cette action de la façon suivante : l'iodoforme appliqué sur une plaie bien nettoyée assurerait une guérison si rapide et si simple, que le tubercule ne pourrait se développer dans le tissu de cicatrice.

Le *Journal de médecine de Bordeaux*, auquel nous empruntons les renseignements qui précèdent, reste muet sur les dangers d'intoxication que l'idioforme fait courir aux malades. C'est cependant König qui, le premier, a révélé des accidents d'empoisonnement observés dans son service.

Pour notre part, nous pensons que les doses de ce médicament doivent être excessivement élevées pour devenir dangereuses. Dans ses conclusions à ce sujet, Mosetig dit : « L'iodoforme est absorbé et s'élimine par les reins. *A doses modérées* (60 *grammes au plus*), *il est innocent*. Il est même utile à beaucoup d'organismes malades.

Évidemment, l'enthousiasme de Mosetig pour l'iodoforme lui en a fait exagérer l'efficacité. Il est inadmissible, jusqu'à plus ample informé, que cet agent possède la puissance miraculeuse de détruire le néoformations tuberculeuses ou de les transformer en bourgeons charnus de bel aspect. L'estime de Mosetig nous paraît cependant justifiée par de sérieuses qualités.

Nous déduisons de cela une nouvelle certitude dans les déclarations de König, qui, pourtant, ne saurait être taxé de partialité à l'égard de l'iodoforme, puisque, le premier, il a dénoncé ses dangers au monde chirurgical.

Mais ce savant proclame la puissance antiseptique et cicatrisante de ce médicament d'une façon incontestable, puisqu'il dit que, — après extirpation et râclage, — il peut empêcher toute récidive.

Au résumé, qu'on reconnaisse à l'iodoforme le pouvoir antituberculeux, comme Mosetig, ou bien seulement le pouvoir d'amener une guérison si rapide que le tubercule n'ait pas le temps de se développer, comme König, le fait d'apporter une profonde et salutaire modification à une nouvelle poussée n'en reste pas moins acquis à la science.

Quoi qu'il en soit, fort des expérimentations de ces chirurgiens, M. Tédenat a appliqué, dans son manuel opératoire et le pansement qui le suit, les données qu'ils ont fournies. En entourant l'extirpation et la *xésis* de toutes les précautions recommandées par Bidard, Chassaignac, König, il nous semble réunir dans son opération toutes les garanties désirables de succès.

L'opération comprendra donc :

1° L'extirpation de toutes les parties de la tumeur et de toute la gaîne synoviale ;

2° Le râclage ou *xesis*, dans le but de débarrasser la plaie cavitaire de tous les tissus plus ou moins dégénérés ;

3° Saupoudrage de la plaie avec une certaine quantité d'iodoforme finement pulvérisé et recouvert immédiatement d'un protective ;

4° On termine par le pansement de Lister.

Au traitement chirurgical et purement local que nous venons d'indiquer, il convient d'associer un traitement général. Ce traitement consistera dans la prescription des agents hygiéniques et pharmaceutiques habituellement employés pour combattre la diathèse tuberculeuse ou en arrêter le développement. Le plus souvent, en effet, les poumons sont envahis par la granulation Tous les efforts de la thérapeutique devront alors se diriger sur cette lésion pulmonaire qui met en péril les jours du malade. Les conditions seront beaucoup plus favorables si la tuberculose est absolument limitée aux gaînes synoviales, ce qui paraît constituer malheureusement le cas le plus rare. On pourra peut-être arriver, au moyen d'un traitement approprié et surtout en plaçant le malade dans de bonnes conditions hygiéniques, à enrayer les progrès de l'affection et à empêcher le développement des tubercules dans d'autres organes, et particulièrement dans les organes respiratoires où ils sont le plus dangereux, puisqu'ils condamnent presque fatalement le malade à la mort.

APPENDICE

MM. Terrier et Verchère(1) viennent de faire paraître dans la *Revue de chirurgie* (10 juillet 1882) un mémoire intéressant sur la synovite tendineuse tuberculeuse. Nous n'avons, à notre grand regret, pu prendre connaissance de ce travail qu'au moment où notre manuscrit allait être livré à l'impression. Aussi croyons-nous utile d'en faire ici l'analyse.

Ce mémoire contient deux observations nouvelles. L'examen histologique, pratiqué dans l'un des deux cas, a démontré l'existence de lésions histologiques analogues à celles que MM. Cornil et Brissaud ont décrites dans la tuberculose des synoviales articulaires. Les auteurs concluent, par comparaison, que les deux malades étaient atteints de tuberculose des gaînes tendineuses.

En comparant ces deux faits à ceux qui ont été publiés antérieurement, les auteurs essayent d'esquisser le tableau de l'affection.

La synovite tuberculeuse peut se développer chez des malades tuberculeux avancés, chez des malades dont les poumons sont sains ou à peine atteints.

Le traumatisme paraît jouer un rôle étiologique important : dans les deux observations nouvelles, une fois il s'agit d'une cicatrice consécutive à une plaie qui semble avoir été le point de départ de l'affection, l'autre cas se rapporte à une simple contusion. Cette donnée est d'ailleurs conforme à ce que l'on sait de la tuberculose articulaire. Dans le traumatisme, il conviendrait de faire rentrer le travail excessif des muscles de l'avant-bras et l'irritation consécutive des gaînes tendineuses.

(1) Terrier et Verchère, *de la Synovite tendineuse tuberculeuse, et en particulier de la Synovite tuberculeuse des gaînes du poignet, de la main et des doigts.*

Début insidieux, puis développement, soit à la face antérieure du poignet, soit sur la face antérieure du poignet, soit sur la face antérieure d'un des doigts, d'une petite tumeur indolente, d'abord dure et résistante, qui augmente peu à peu, se ramollit et devient fluctuante : on dirait un abcès froid. Tels sont les symptômes primordiaux, auxquels se joint plus ou moins tôt une gêne des mouvements des muscles dont les gaînes tendineuses sont intéressées, et bientôt l'immobilisation dans une position fixe, en flexion ou en extension, suivant les muscles intéressés.

L'altération reste toujours localisée à une petite étendue de la gaîne ; elle peut, d'ailleurs, envahir successivement plusieurs gaînes et même occuper simultanément celles des deux membres supérieurs.

La peau qui adhère à la tumeur s'amincit plus tard, rougit, prend une teinte violacée, se recouvre de petites squames ; puis s'ulcère, donnant issue à un liquide séro-purulent. Il en résulte une fistule dont l'orifice extérieur va grandissant, pour se convertir en une véritable ulcération à bords irréguliers, déchiquetés, largement décollés et envahis par la tuberculose. Le fond de l'ulcération est rempli de fongosités livides, et le stylet y rencontre un orifice interne qui la fait communiquer avec la gaîne malade.

Dans d'autres cas, les phénomènes ne sont pas aussi nets et se rapprochent assez, particulièrement en ce qui concerne l'étendue de la lésion, de la synovite fongueuse.

Quoi qu'il en soit, le diagnostic « est possible dans la plupart des cas, soit en tenant compte des phénomènes locaux, soit surtout en s'appuyant sur les accidents généraux et les antécédents. »

Dans la forme qui se rapproche de la synovite fongueuse (Lancereaux, Trélat), c'est plutôt par l'absence d'antécédents syphilitiques et l'examen de l'appareil respiratoire, que par les symptômes locaux, que l'on peut arriver au diagnostic.

Dans les autres cas, le diagnostic est assez facile. La forme de la tumeur, sa localisation possible sur plusieurs points restreints d'une ou plusieurs gaînes, constituent des éléments importants qui séparent la synovite tuberculeuse de la synovite fongueuse ordinaire, où la gaîne est prise dans son entier, où l'ulcération est moins rapide et ne donne pas issue à ce liquide séro-purulent ou caséeux observé par les auteurs.

Les synovites tertiaires de la syphilis se distinguent particulièrement par la production du bourbillon blanchâtre ou grisâtre qu'on observe dans les gommes ulcérées. D'ailleurs, l'existence de tubercules dans d'autres organes, l'absence de toute syphilis antérieure, et l'inefficacité du traitement spécifique, permettent de se prononcer en faveur de la nature tuberculeuse de la lésion.

Le pronostic est d'ordinaire fâcheux. On n'observe aucune tendance naturelle à la guérison, en dépit du traitement général et local. La mort par phthisie pulmonaire paraît habituellement terminer la scène. Trélat a obtenu une guérison par l'ablation de la tumeur.

Malgré les difficultés dont peut être entouré, dans certains cas, ce diagnostic, les auteurs terminent ainsi : « Les symptômes sont assez caratéristiques pour permettre de les diagnostiquer. Les faits que nous avons rapportés sont, il est vrai, peu nombreux ; mais dorénavant il suffira de chercher et d'examiner avec plus d'attention certaines tumeurs, certaines ulcérations des gaînes synoviales qui jusqu'à présent étaient regardées comme le résultat de synovites fongueuses simples, pour que les observations se multiplient et que l'affection que nous avons décrite devienne, ce que nous sommes persuadés qu'elle est, une localisation, moins exceptionnelle qu'on ne le croit, de la diathèse tuberculeuse. »

Les conclusions de MM. Terrier et Verchère se rapprochent, comme on le voit, beaucoup de celles que nous avons émises nous-même dans notre travail. Certains points délicats, tels que le diagnostic différentiel de la synovite fongueuse et de la synovite tuberculeuse, ne nous semblent pas élucidés avec assez de netteté. Après avoir trouvé qu'il pouvait exister souvent la plus grande ressemblance entre ces deux espèces, les auteurs n'eussent peut-être pas été en droit de trouver, dans leurs conclusions, les symptômes aussi caractéristiques.

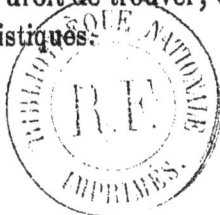

www.ingramcontent.com/pod-product-compliance
Lightning Source LLC
Chambersburg PA
CBHW061159220925
32969CB00045B/1516